Marwa Gargouri
Héla Gargouri

Avaliação dos conhecimentos dos enfermeiros sobre a hepatite C

Marwa Gargouri
Héla Gargouri

Avaliação dos conhecimentos dos enfermeiros sobre a hepatite C

Conhecimentos de enfermagem sobre a hepatite C crónica: epidemiologia, modos de transmissão, tratamento e prevenção

ScienciaScripts

Imprint
Any brand names and product names mentioned in this book are subject to trademark, brand or patent protection and are trademarks or registered trademarks of their respective holders. The use of brand names, product names, common names, trade names, product descriptions etc. even without a particular marking in this work is in no way to be construed to mean that such names may be regarded as unrestricted in respect of trademark and brand protection legislation and could thus be used by anyone.

Cover image: www.ingimage.com

This book is a translation from the original published under ISBN 978-620-6-71525-2.

Publisher:
Sciencia Scripts
is a trademark of
Dodo Books Indian Ocean Ltd. and OmniScriptum S.R.L publishing group

120 High Road, East Finchley, London, N2 9ED, United Kingdom
Str. Armeneasca 28/1, office 1, Chisinau MD-2012, Republic of Moldova, Europe
Printed at: see last page
ISBN: 978-620-7-77353-4

ÍNDICE

INTRODUÇÃO

A hepatite C é uma infeção crónica do fígado causada por um vírus que é transmitido principalmente pelo sangue. Enquanto 20% das pessoas infectadas recuperam espontaneamente, a hepatite C torna-se uma doença crónica em 80% das pessoas infectadas. Se a doença não for diagnosticada e tratada a tempo, pode levar à cirrose e até ao cancro do fígado. Ainda não existe uma vacina que proteja contra a doença [1].

A infeção pelo vírus da hepatite C (VHC) afecta 3% da população mundial. Na Tunísia, de acordo com estatísticas recentes, a sua prevalência é de 1,6% na população em geral, com um gradiente Sul-Norte. A prevalência é de 0,26% no sul e de 2,9% no noroeste (nível B) [2].

Atualmente, com o aumento do número de casos de hepatite C crónica, estas infecções tornaram-se um motivo de preocupação. Além disso, os profissionais de saúde apresentam um risco mais elevado de infeção pelo VHC do que a população em geral. Por esta razão, concentrámo-nos nestes trabalhadores para avaliar os seus conhecimentos sobre a hepatite C crónica, os seus vários modos de transmissão, os tratamentos disponíveis e as medidas preventivas.

MATERIAIS E MÉTODOS

1. Pesquisar citação :

Trata-se de um estudo descritivo transversal realizado entre os enfermeiros do Hospital Universitário de Gabès, com o objetivo de avaliar os conhecimentos dos enfermeiros sobre a hepatite C: epidemiologia, modos de transmissão, tratamentos e medidas preventivas.

2. Ambiente e período de estudo

Este estudo foi realizado no Hospital Universitário de Gabès entre o mês de fevereiro e março de 2023.

Os serviços incluídos no meu estudo foram os seguintes:

- ► Cirurgia masculina
- ► Cirurgia feminina
- ► Cardiologia
- ► Diálise
- ► Ginecologia
- ► Maternidade
- ► Emergências
- ► Medicina geral
- ► Doenças infecciosas
- ► Pneumologia
- ► Pediatria
- ► Reanimação

3. População do estudo :

No âmbito deste estudo, optámos por estudar uma população de 80 profissionais de saúde que exercem a sua profissão no Hospital Universitário de Gabes, entre os serviços mais expostos a o contacto com doentes infectados pelo VHC, confirmados ou suspeitos de estarem infectados pelo VHC com esta distribuição:

- ▶ Cirurgia masculina: 10
- ▶ Pediatria: 10
- ▶ Ginecologia: 8
- ▶ Emergências: 7
- ▶ Maternidade: 7
- ▶ Doenças infecciosas: 7
- ▶ Diálise: 6
- ▶ Cardiologia: 6
- ▶ Reanimação: 6
- ▶ Pneumologia: 5
- ▶ Cirurgia feminina: 4
- ▶ Medicina geral: 4

4. Critérios de inclusão e exclusão :

a. Critérios de inclusão

✓ Enfermeiros que trabalham em cirurgia masculina e feminina, cardiologia, diálise, ginecologia e maternidade, urgência, medicina geral, doenças infecciosas, pneumologia, pediatria e cuidados intensivos.

✓ Existem dois tipos de enfermeiros.

✓ Enfermeiros que trabalham de manhã, à tarde e à noite.

✓ Enfermeiras de diferentes idades.

b. Critérios de exclusão :

✓ A recusa declarada por alguns profissionais de saúde.

✓ Pessoal que trabalha noutros serviços.

✓ Ausência de alguns funcionários durante o período de estudo.

5. Instrumento de medição :

Os dados foram recolhidos através de um questionário anónimo composto por 29 perguntas dirigidas a 80 enfermeiros que trabalham no Hospital Universitário de Gabès.

6. Processo de recolha de dados :

Desloquei-me aos 12 departamentos para informar os potenciais funcionários sobre o estudo (contexto e objectivos) e, em seguida, distribuí o questionário àqueles que aceitaram participar.

7. Captura e análise de dados :

Os dados foram recolhidos manualmente. Os dados foram introduzidos e analisados com recurso a equipamento informático (PC), digitados no Microsoft Office Word 2010 e processados com recurso ao Microsoft Excel 2010, tendo os resultados sido apresentados sob a forma de gráficos.

8. Dificuldades encontradas :

Alguns enfermeiros recusaram-se a responder ao questionário, enquanto outros responderam de forma descuidada.

ANÁLISE E RESULTADOS

I. Características do enfermeiro participante :

1. Repartição dos enfermeiros por serviços :

Quadro 1: Repartição dos enfermeiros por departamento

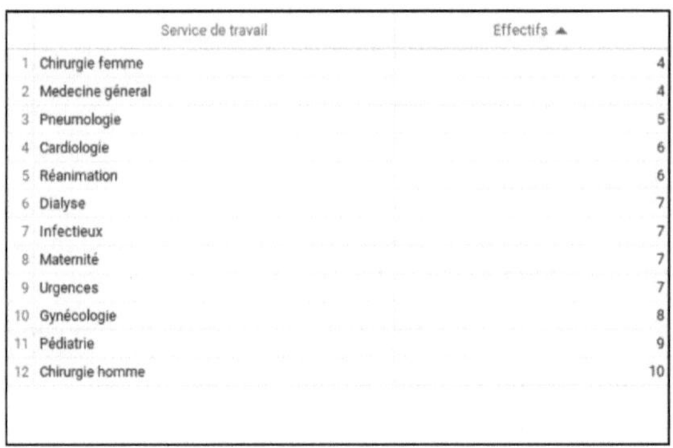

O pessoal entrevistado na nossa população estava distribuído por 12 departamentos. A maioria dos participantes trabalhava em pediatria e cirurgia masculina (12,5% cada).

2. Repartição dos enfermeiros por idade :

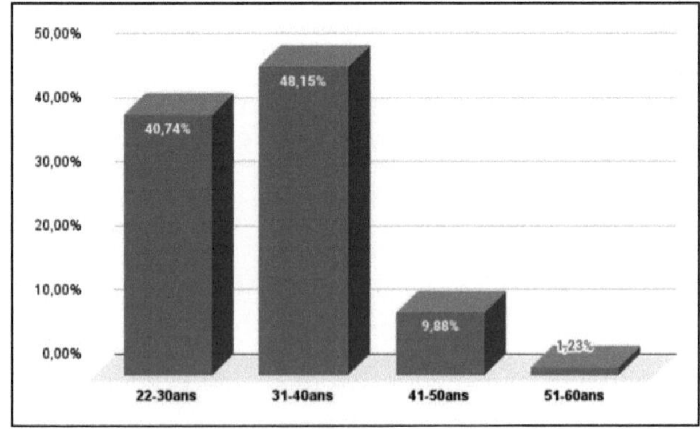

Figura 1: Repartição dos enfermeiros por idade

Os resultados deste gráfico mostram que quase metade da nossa população se encontra na faixa etária dos 31-40 anos (48,15%).

3. Repartição dos enfermeiros por sexo :

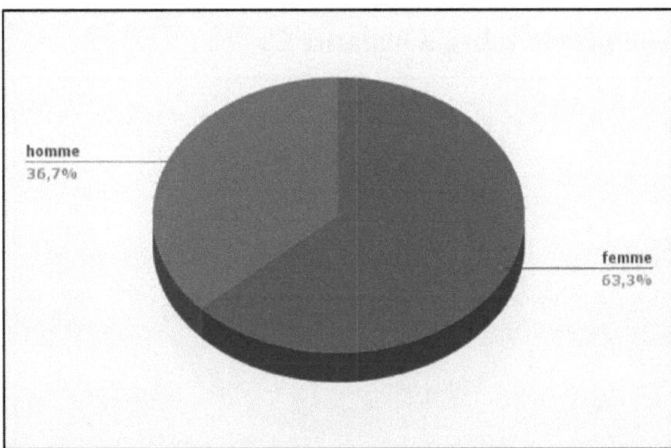

Figura 2: Repartição dos enfermeiros por género

Estes resultados mostram que a maioria da população estudada é constituída por mulheres (63%).

4. Repartição dos enfermeiros por tempo de serviço :

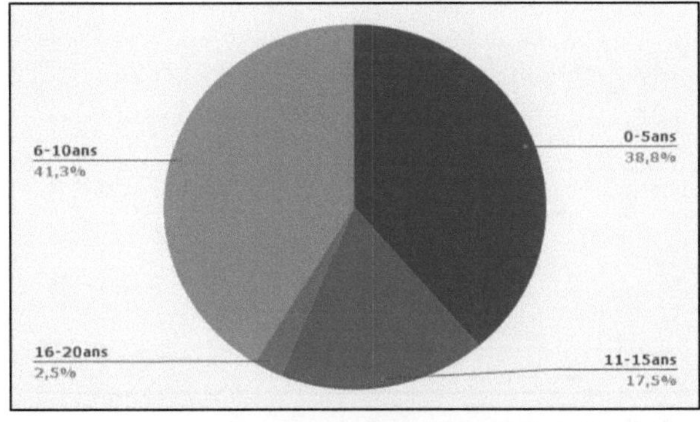

Figura 3: Repartição dos enfermeiros por tempo de serviço

Dos entrevistados, a maioria (42%) estava na empresa entre 6 e 10 anos.

II. Conhecimentos gerais sobre a hepatite C :

1. Distribuição dos enfermeiros de acordo com a sua participação numa ação de formação prévia sobre a hepatite C:

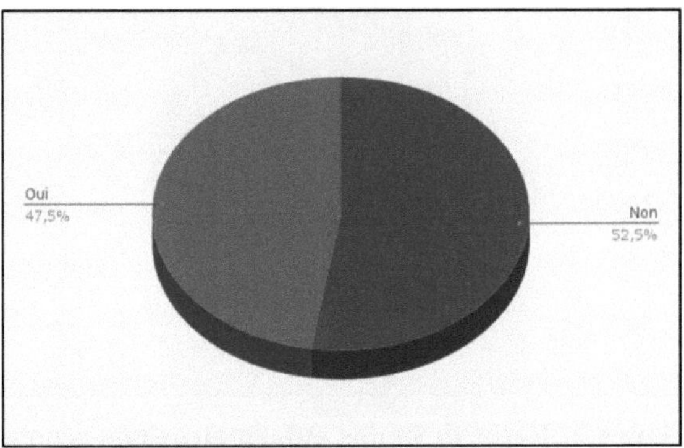

Figura 4: Distribuição dos enfermeiros de acordo com a formação prévia sobre a hepatite C

Mais de metade dos enfermeiros inquiridos (52%) não tinha participado numa formação anterior sobre a hepatite C.

2. Distribuição dos enfermeiros de acordo com os seus conhecimentos sobre a hepatite C :

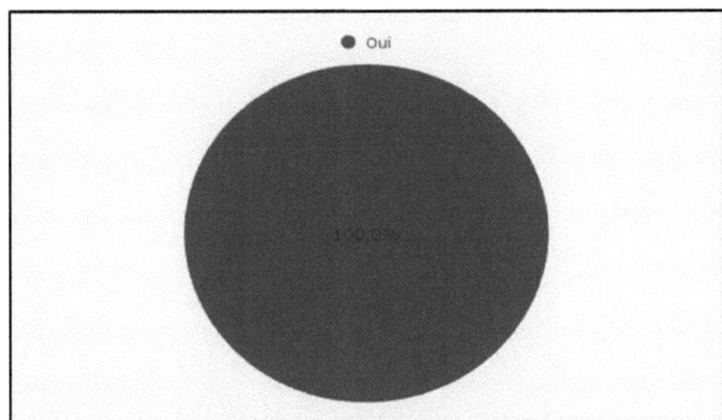

Figura 5: Distribuição dos enfermeiros de acordo com os seus conhecimentos sobre a hepatite C

Todos os enfermeiros entrevistados conheciam a definição de hepatite C.

3. Distribuição dos enfermeiros de acordo com o conhecimento do agente responsável pela hepatite C:

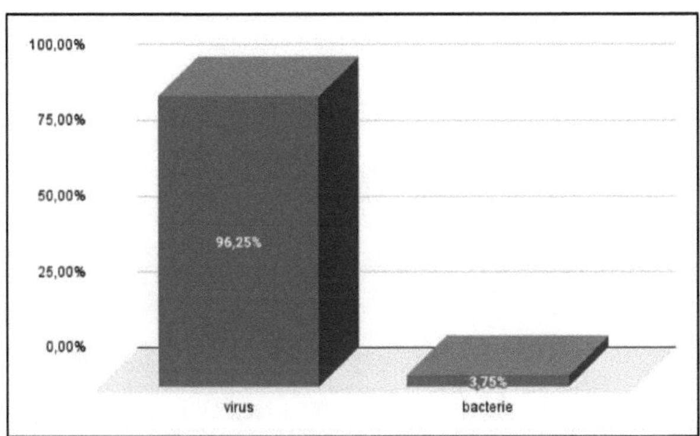

Figura 6: Distribuição dos enfermeiros segundo o conhecimento do agente responsável pela hepatite C

A maioria da população (96%) sabia que o agente responsável p e l a hepatite C é um vírus.

4. Distribuição dos enfermeiros de acordo com o conhecimento dos métodos de transmissão da hepatite C :

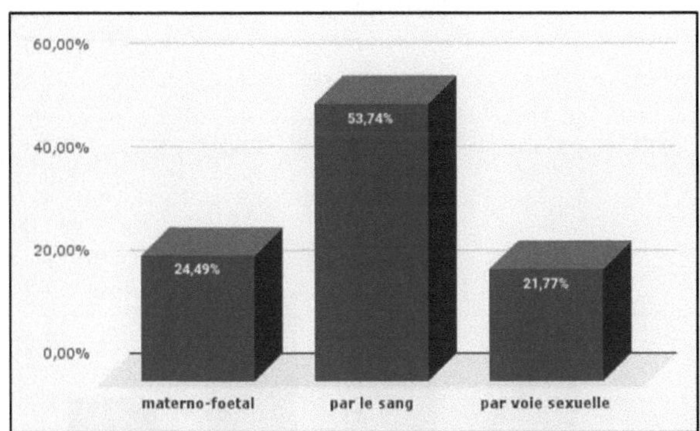

Figura 7: Distribuição dos enfermeiros de acordo com o conhecimento dos modos de transmissão da hepatite C

De acordo com as respostas recolhidas, o modo mais frequente de transmissão do VHC foi a contaminação sanguínea (53,74%).

5. Distribuição dos enfermeiros de acordo com o conhecimento dos recursos de transmissão da hepatite nos locais de prestação de cuidados de saúde:

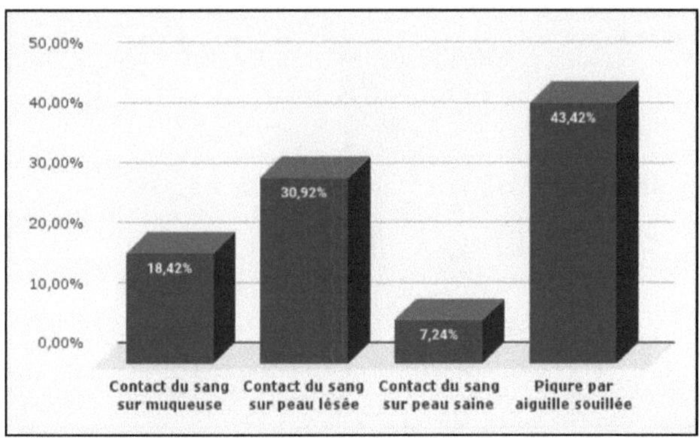

Figura 8: Distribuição dos enfermeiros de acordo com os seus conhecimentos sobre a forma como a hepatite é transmitida no contexto dos cuidados de saúde

De acordo com a maioria dos enfermeiros inquiridos, os principais meios de transmissão da hepatite C no ambiente de cuidados de saúde são as agulhas (43,4%) e o contacto do sangue com a pele ferida (30,9%).

6. Distribuição dos enfermeiros de acordo com os seus conhecimentos sobre as possíveis complicações da hepatite C :

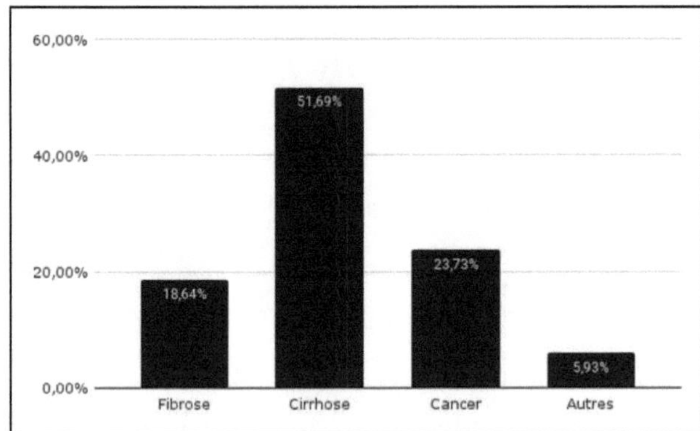

Figura 9: Distribuição dos enfermeiros de acordo com os seus conhecimentos sobre as possíveis complicações da hepatite C

Mais de metade da população estudada (51,7%) respondeu que a cirrose é a principal complicação da hepatite C, seguida do cancro do fígado (23,73%).

7. Distribuição dos enfermeiros segundo o conhecimento dos recursos de prevenção da hepatite C :

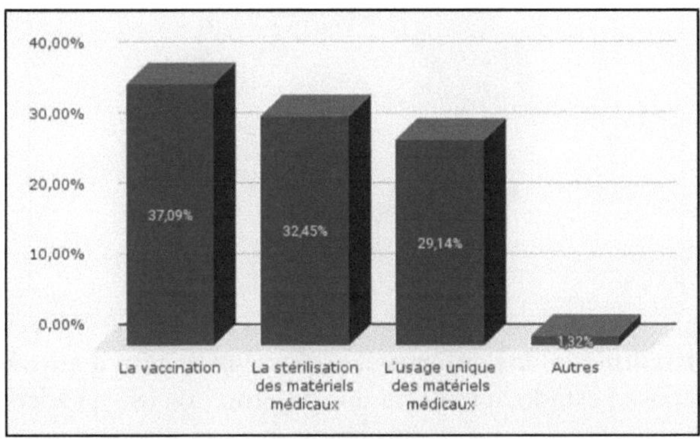

Figura 10: Distribuição dos enfermeiros de acordo com o conhecimento dos métodos de prevenção da hepatite C

A maioria do pessoal inquirido (37%) respondeu que a vacinação é um meio de prevenção da hepatite C, enquanto 32,4% escolheram a esterilização do equipamento médico.

8. Distribuição dos enfermeiros de acordo com o cumprimento das práticas de prevenção da hepatite C :

1.1.Distribuição dos enfermeiros de acordo com o cumprimento da lavagem das mãos :

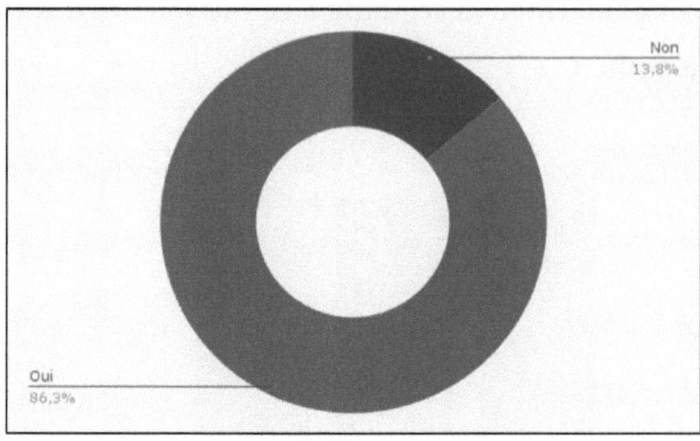

Figura 11: Distribuição dos enfermeiros de acordo com a adesão à lavagem das mãos No nosso estudo, a maioria dos enfermeiros (86%) aderiu à lavagem das mãos.

1.2. Distribuição dos enfermeiros de acordo com o cumprimento do uso de luvas :

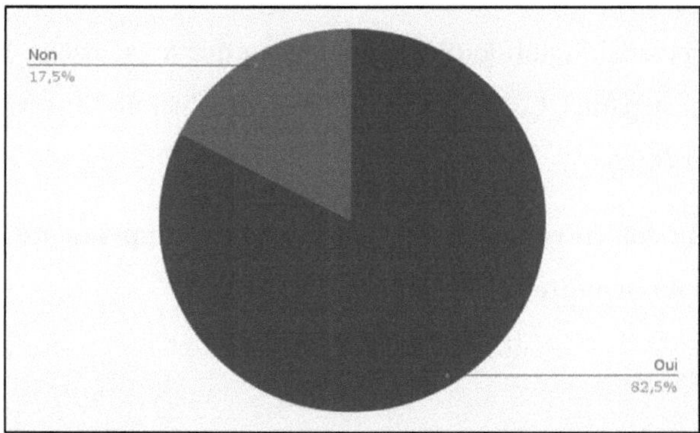

Figura 12: Distribuição dos enfermeiros de acordo com o cumprimento do uso de luvas

A maioria da população (82%) usava luvas quando prestava cuidados de enfermagem.

1.3.Distribuição dos enfermeiros de acordo com o cumprimento do uso da máscara :

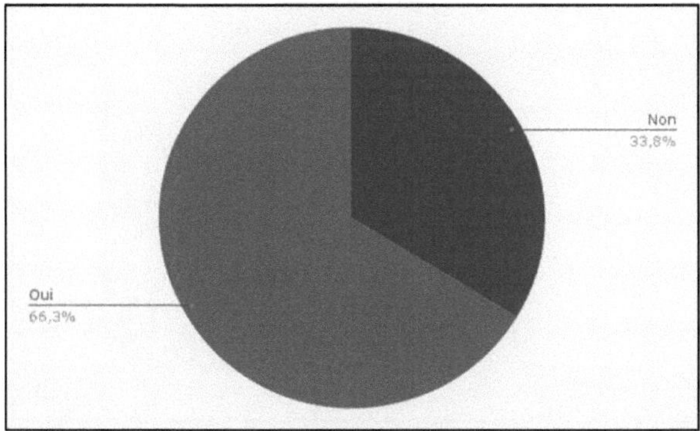

Figura 13: Distribuição dos enfermeiros de acordo com a adesão ao uso de máscara No nosso estudo, 66% dos enfermeiros inquiridos usavam máscara durante os cuidados de enfermagem.

1.4. Distribuição dos enfermeiros de acordo com o cumprimento do uso de bata :

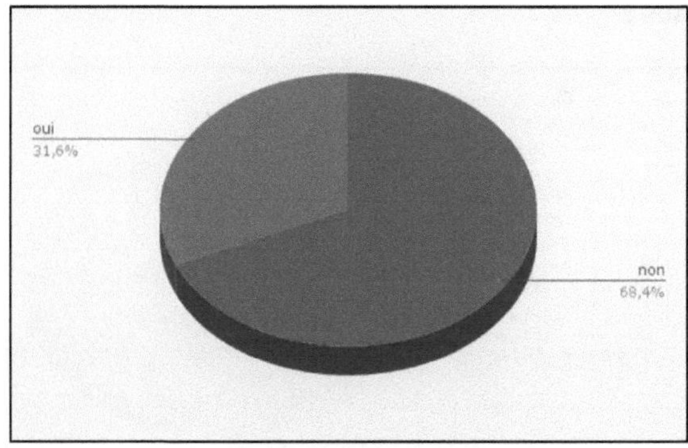

Figura 14: Distribuição dos enfermeiros de acordo com a conformidade com o uso de batas A maioria do pessoal (68%) referiu que não cumpre o uso de batas no ambiente de prestação de cuidados.

1.5.Repartição dos enfermeiros pelo cumprimento da regra de não reencapar as agulhas após a utilização:

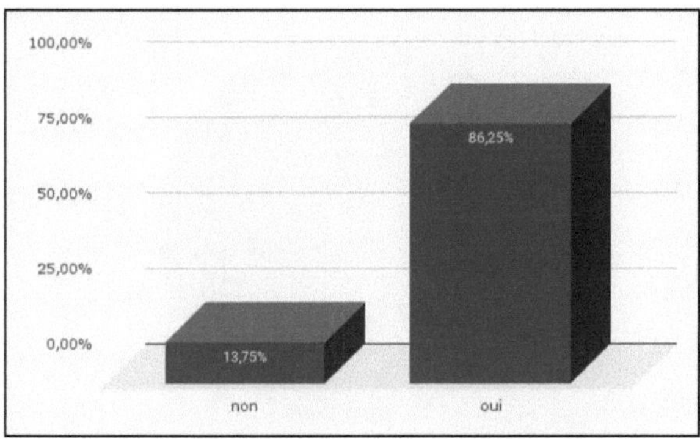

Figura 15: Distribuição dos enfermeiros por cumprimento da regra de não reencapar as agulhas após a utilização

A maioria da população (86,25%) afirmou respeitar o facto de não reencapar as agulhas após a sua utilização.

9. Distribuição dos enfermeiros de acordo com os conhecimentos sobre a limpeza das mãos :

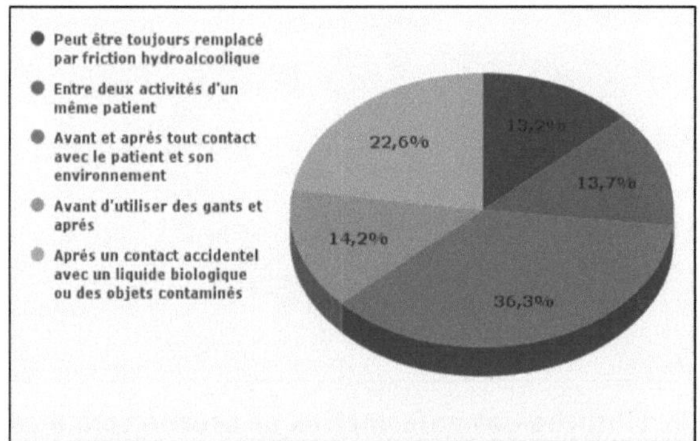

Figura 16: Distribuição dos enfermeiros de acordo com os conhecimentos sobre a limpeza das mãos

■De acordo com 36,3% do pessoal, as mãos devem ser limpas antes e depois de qualquer contacto com o doente e o seu ambiente.

■22,6% dos enfermeiros consideram que as mãos devem ser limpas após cada contacto acidental com fluidos biológicos ou objectos contaminantes.

■Uma percentagem de 41% dos enfermeiros está dividida entre as seguintes indicações para a lavagem das mãos:

► Antes e depois da utilização das luvas

► Entre duas actividades para o mesmo doente

► Pode ser sempre substituído   com uma fricção hidroalcoólica

10. Distribuição dos enfermeiros de acordo com os conhecimentos sobre a utilização de luvas :

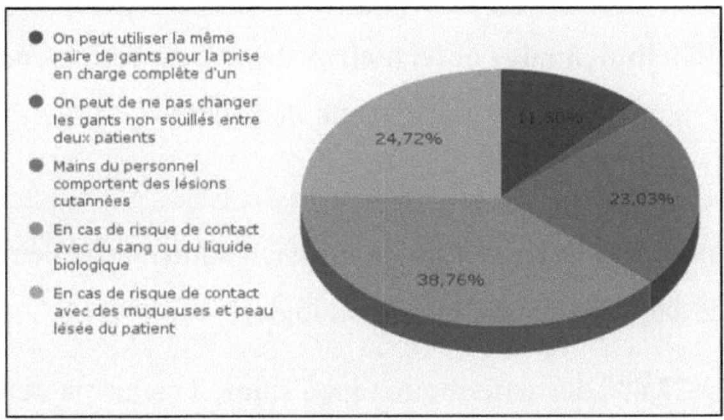

Figura 17: Distribuição dos enfermeiros por conhecimento da utilização de luvas

De acordo com a maioria da população inquirida (38,76%), as luvas devem ser usadas quando há risco de contacto com mucosas ou pele ferida, enquanto 6% consideram que as luvas não sujas não devem ser mudadas entre doentes.

11. Distribuição dos enfermeiros de acordo com o conhecimento sobre a utilização de blusas :

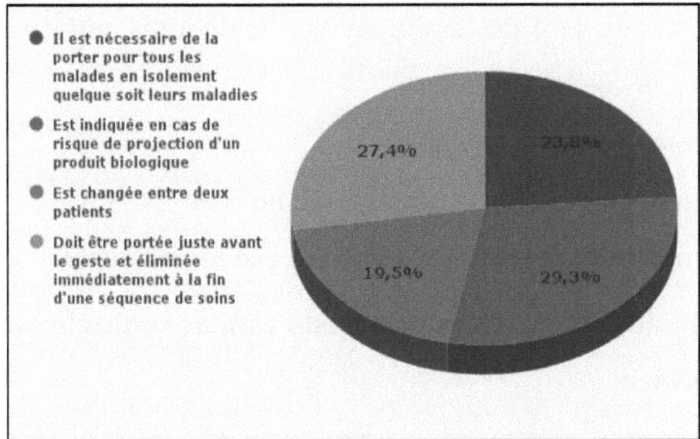

Figura 18: Distribuição dos enfermeiros de acordo com o conhecimento sobre a utilização de blusas

•De acordo com 29,3% da população inquirida, o sobrecolchão é indicado em casos de risco de salpicos de um líquido biológico.

•De acordo com 27,4% dos enfermeiros inquiridos, a camisola deve ser vestida imediatamente antes do procedimento de enfermagem e retirada imediatamente a seguir.

•Para 23,8% dos enfermeiros, é necessário usar uma camisola para todos os doentes em isolamento, independentemente da sua doença.

•De acordo com 19,5% do pessoal, a bata deve ser mudada entre doentes.

12. Distribuição dos enfermeiros de acordo com os conhecimentos sobre a utilização de máscaras :

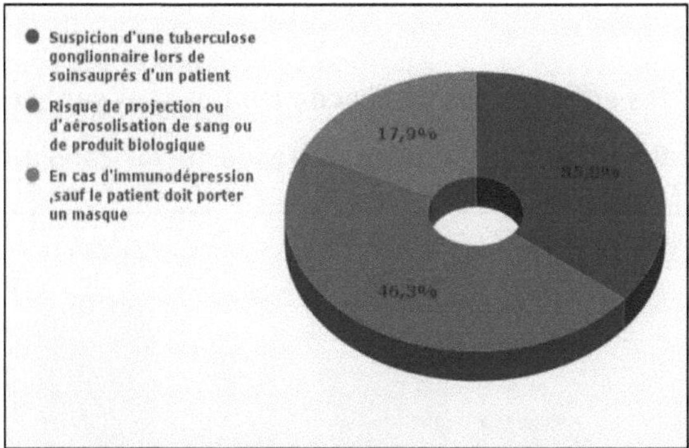

Figura 19: Distribuição dos enfermeiros por conhecimento da utilização de máscaras

De acordo com a maioria da população estudada (46,3%), o uso de máscara é recomendado quando há risco de pulverização ou aerossolização de sangue ou produtos biológicos.

III. Avaliação das atitudes e práticas face ao risco de hepatite c :

1. Distribuição dos enfermeiros de acordo com o conhecimento dos contaminantes manuseados pelos enfermeiros :

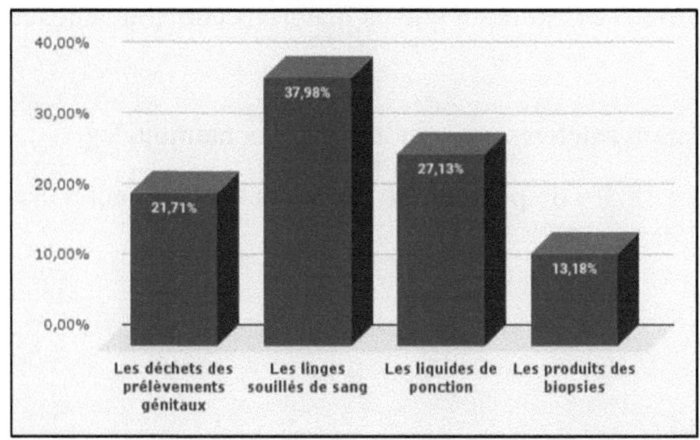

Figura 20: Distribuição dos enfermeiros por conhecimento dos contaminantes

De acordo com a maioria dos enfermeiros inquiridos (38%), os produtos contaminantes que manipularam foram os panos manchados de sangue, seguidos dos fluidos de punção (27%).

2. Distribuição dos enfermeiros de acordo com os seus conhecimentos sobre dispositivos médicos contaminados manuseados pelos enfermeiros :

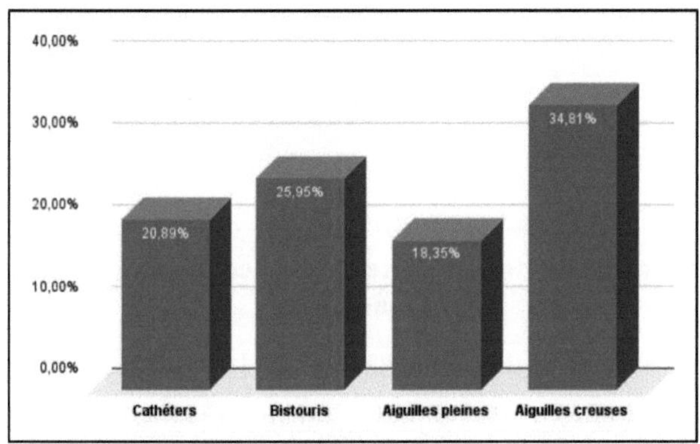

Figura 21: Distribuição dos enfermeiros por conhecimento dos dispositivos médicos contaminados

De acordo com 34,8% dos enfermeiros, o equipamento médico contaminante eram as agulhas ocas.

■26% dos inquiridos consideram que os materiais contaminantes manuseados são os bisturis.

■21% manipularam cateteres, que podem estar contaminados

■De acordo com 18,3% do pessoal, os materiais contaminantes eram agulhas sólidas.

3. Repartição dos enfermeiros por conhecimento dos possíveis procedimentos médicos de contaminação:

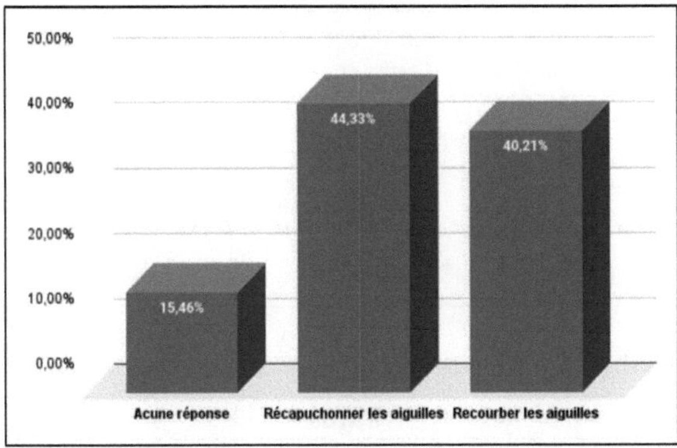

Figura 22: Distribuição dos enfermeiros de acordo com o conhecimento dos procedimentos médicos possíveis para a contaminação

Segundo 44% das pessoas interrogadas, reencapar as agulhas é a ação mais contaminante.

4. Distribuição dos enfermeiros em função do cumprimento das medidas de proteção e de prevenção :

1.1. Distribuição dos enfermeiros de acordo com o cumprimento dos equipamentos de proteção individual :

A. Distribuição dos enfermeiros de acordo com o cumprimento do uso de batas :

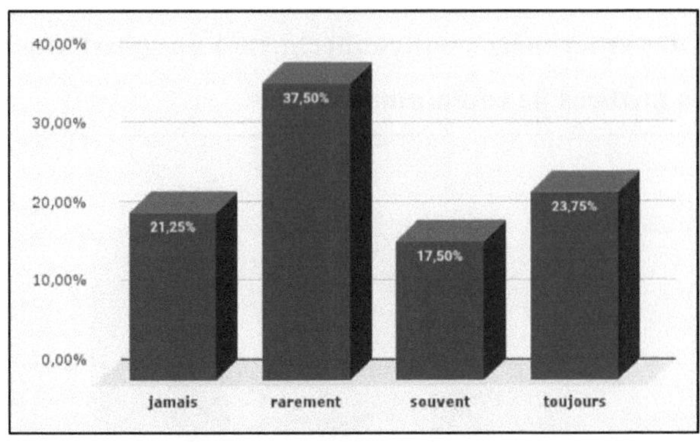

Figura 23: Distribuição dos enfermeiros segundo o cumprimento do uso de batas

A maioria da população raramente usa bata n o exercício da sua atividade profissional. trabalho (37,5%).

B. Repartição dos enfermeiros segundo o cumprimento da utilização de capacetes durante o trabalho:

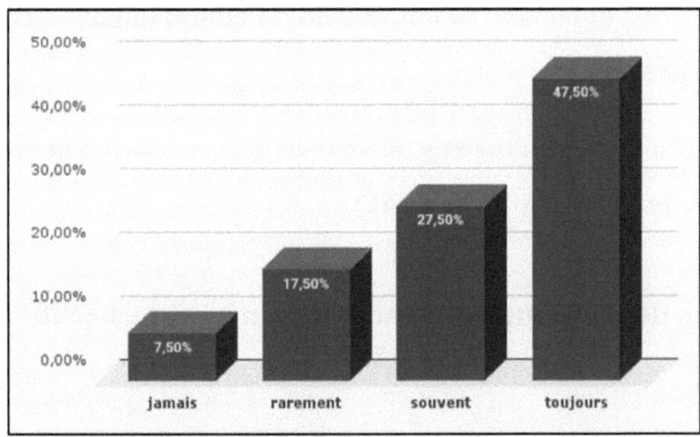

Figura 24: Distribuição dos enfermeiros de acordo com o cumprimento do uso de capacete durante o trabalho

A maioria dos inquiridos (47,5%) usa sempre capacete no trabalho.

C.Repartição dos enfermeiros segundo o cumprimento da utilização de babetes durante o trabalho:

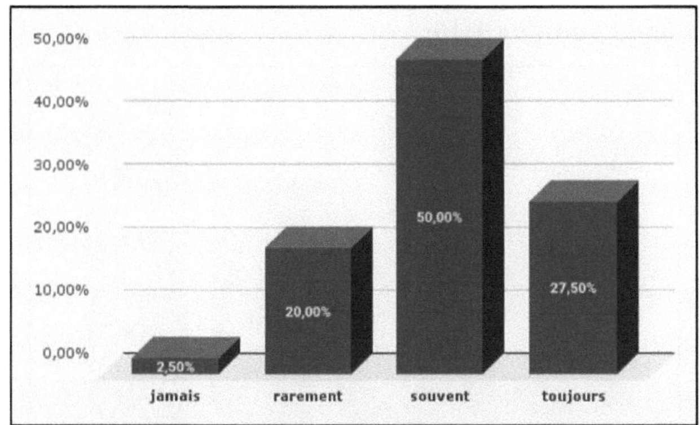

Figura 25: Distribuição das enfermeiras de acordo com o cumprimento do uso de babetes durante o trabalho de parto

Metade da população usa babetes no trabalho.

D.Distribuição dos enfermeiros segundo a utilização de luvas durante o trabalho :

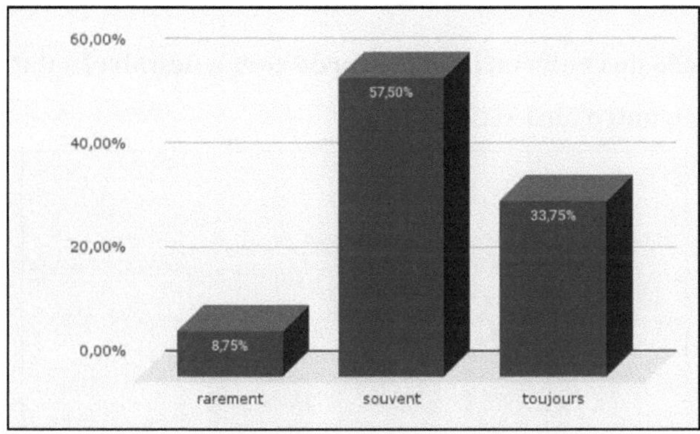

Figura 26: Distribuição dos enfermeiros por uso de luvas no trabalho

A maioria da população (57,5%) usa frequentemente luvas no trabalho.

1.2. Distribuição dos enfermeiros de acordo com a desinfeção das mãos

A. Distribuição dos enfermeiros de acordo com a desinfeção das mãos com sabão ou lixívia 12° diluída 1:10:

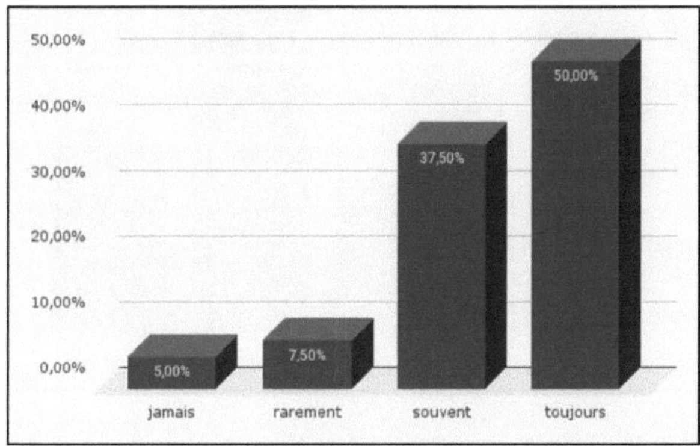

Figura 27: Distribuição dos enfermeiros de acordo com a desinfeção das mãos com sabão ou lixívia a 12° diluída 1:10

Metade da população estudada desinfecta as mãos com sabão ou lixívia 12° diluída 1:10.

B. Distribuição dos enfermeiros de acordo com a desinfeção das mãos com álcool a 70° ou outro anti-sético:

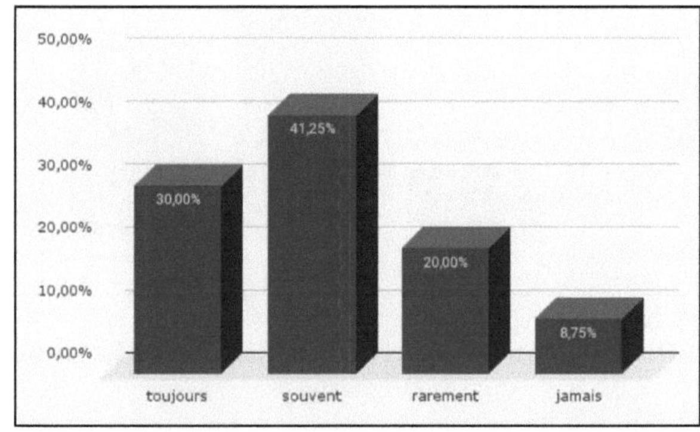

Figura 28: Distribuição dos enfermeiros de acordo com a desinfeção das mãos com álcool a 70° ou outro anti-sético

A maioria dos inquiridos (41,25%) desinfecta frequentemente as mãos com álcool a 70° ou outro antissético como o dakin.

1.3. Distribuição dos enfermeiros de acordo com a desinfeção do equipamento :

A.Distribuição de enfermeiros por desinfeção térmica do equipamento :

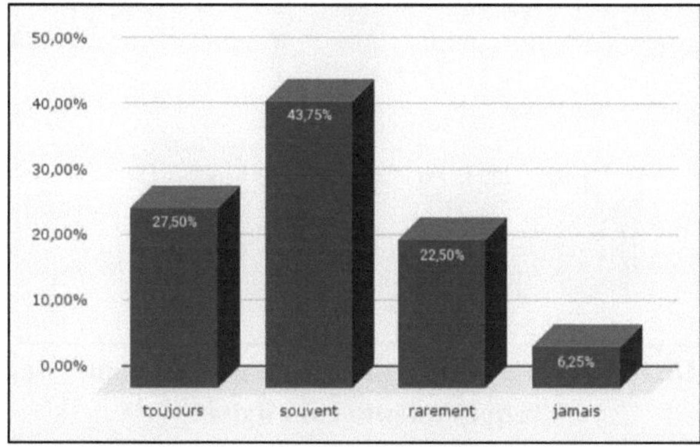

Figura 29: Distribuição dos enfermeiros por desinfeção térmica do equipamento

• A maior parte da população estudada (43,7%) desinfecta frequentemente o equipamento utilizando o calor

B.Distribuição dos enfermeiros de acordo com a desinfeção do equipamento com sabão :

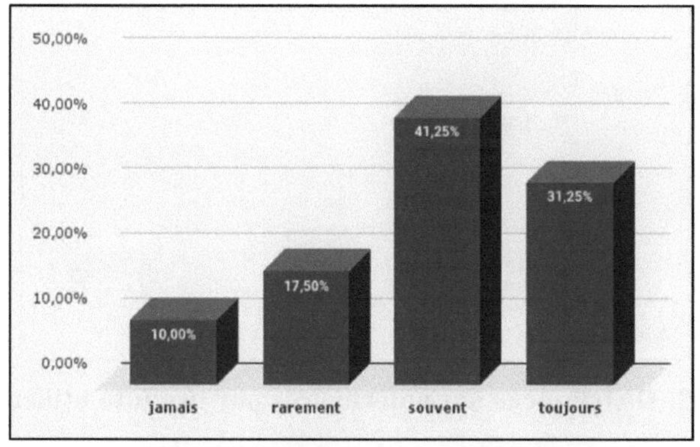

Figura 30: Distribuição dos enfermeiros de acordo com a desinfeção do equipamento com sabão

De acordo com o nosso inquérito, 41,25% dos inquiridos indicaram que desinfectam frequentemente o equipamento com sabão.

C.Distribuição dos enfermeiros de acordo com a desinfeção do equipamento com lixívia:

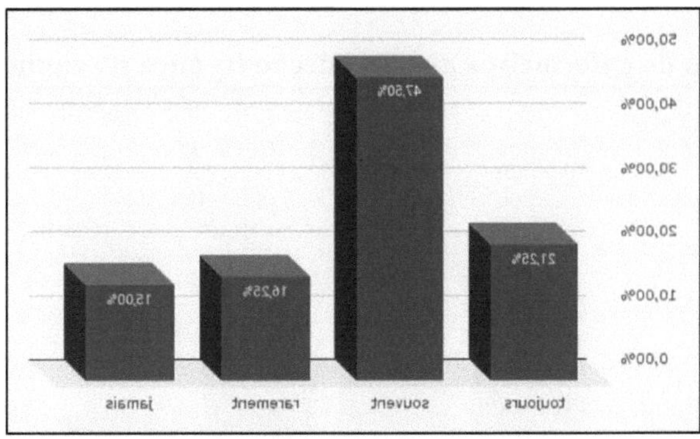

Figura 31: Distribuição dos enfermeiros de acordo com a desinfeção do equipamento com lixívia

A maioria dos enfermeiros (47,5%) interrogados desinfecta frequentemente o equipamento com lixívia.

1.4. Distribuição dos enfermeiros de acordo com a desinfeção do local de trabalho :

A. Distribuição dos enfermeiros por produto utilizado para desinfetar os locais de trabalho :

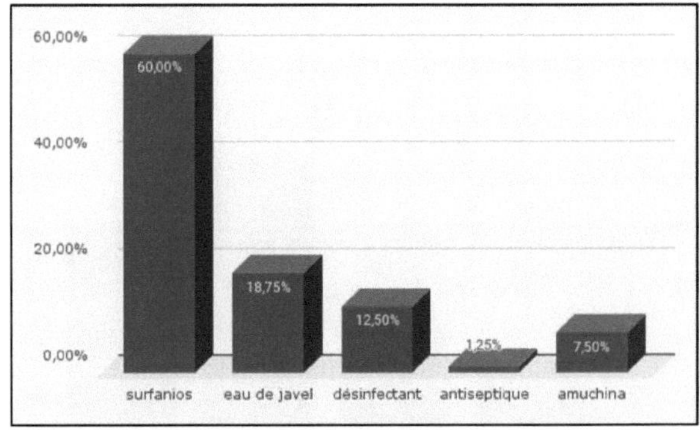

Figura 32: Distribuição dos enfermeiros por produto utilizado para desinfetar os locais de trabalho

De acordo com a maioria da população (60%), o surfanios foi o principal produto utilizado para a desinfeção dos locais de trabalho, enquanto apenas 1%

desinfectou os seus locais de trabalho com um anti-sético.

D. Distribuição dos enfermeiros segundo a frequência de desinfeção dos locais de trabalho :

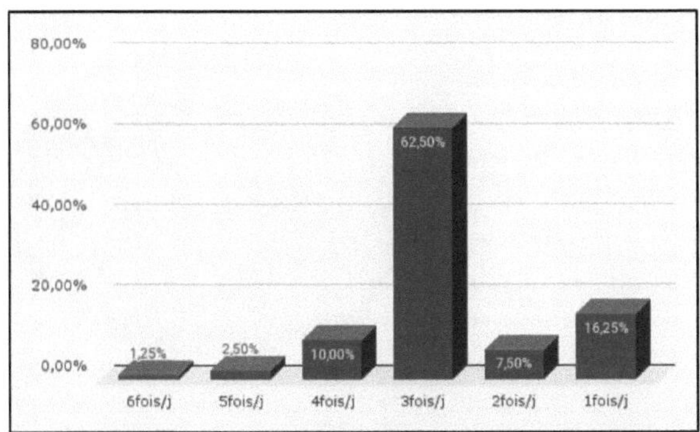

Figura 33: Distribuição dos enfermeiros por frequência de desinfeção dos locais de trabalho

A maioria dos inquiridos (62,5%) desinfecta os seus locais de trabalho 3 vezes por dia, enquanto uma minoria de 1% os desinfecta 6 vezes por dia.

1.5. Distribuição dos enfermeiros de acordo com o conhecimento das precauções universais para acidentes com exposição a sangue (BEA) :

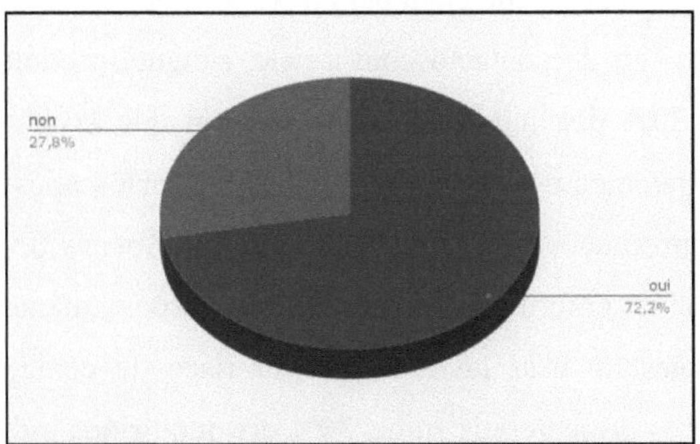

Figura 34: Distribuição dos enfermeiros de acordo com o conhecimento das precauções universais para acidentes com exposição a sangue (EEB) De acordo com os nossos resultados, 72% dos inquiridos tinham conhecimento das precauções universais para EEB...

1.6. Distribuição dos enfermeiros de acordo com o conhecimento das medidas que fazem parte das precauções universais para o AES :

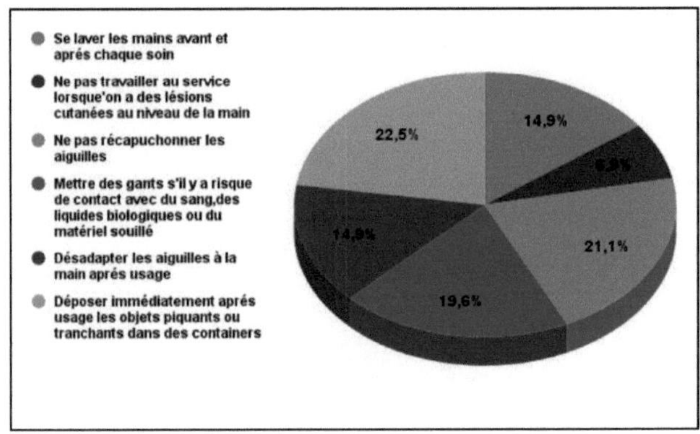

Figura 35: Distribuição dos enfermeiros de acordo com o conhecimento das medidas que fazem parte das precauções universais para a AES :

Verificámos que 22,5% da população considerava que a eliminação do material cortante em contentores imediatamente após a sua utilização era uma precaução universal para os EAA. Enquanto que 21% achavam que não reencapar as agulhas era uma precaução universal para o AES. 19% escolheram a opção: usar luvas se houver risco de contacto com a pele, sangue, produtos biológicos ou materiais sujos. 30% dos inquiridos consideraram que lavar as mãos antes e depois de cada tratamento e retirar as agulhas das mãos após a sua utilização fazem parte das precauções universais para a AES. Apenas 6,9% consideraram que não trabalhar na enfermaria quando se tem lesões cutâneas na mão. 19% escolheram a sugestão: usar luvas se houver risco de contacto com sangue, produtos biológicos ou materiais sujos. 30% dos inquiridos indicaram que lavar as mãos antes e depois de cada tratamento e retirar as agulhas das mãos após a sua utilização fazem parte das precauções universais para a AES. Apenas 6,9% consideraram que não trabalhar no serviço quando se tem lesões cutâneas na mão

1.7. Distribuição dos enfermeiros de acordo com as sugestões para melhorar os conhecimentos sobre as IACS e a sua prevenção:

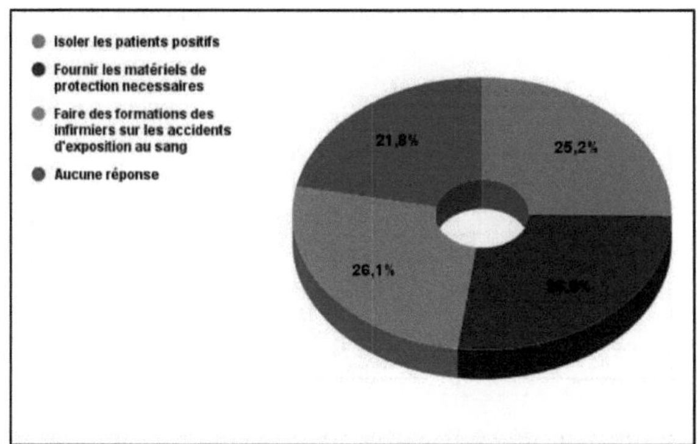

Figura 36: Distribuição dos enfermeiros de acordo com as sugestões para melhorar o conhecimento sobre as IACS e sua prevenção :

27% dos inquiridos sublinharam a importância de proporcionar a proteção necessária e de formar os enfermeiros na prevenção da SEA e 25 sugeriram o isolamento dos doentes positivos.

1.8. Distribuição dos enfermeiros de acordo com o conhecimento do tratamento contra a hepatite C :

A. Distribuição dos enfermeiros de acordo com a disponibilidade de tratamento contra a hepatite C :

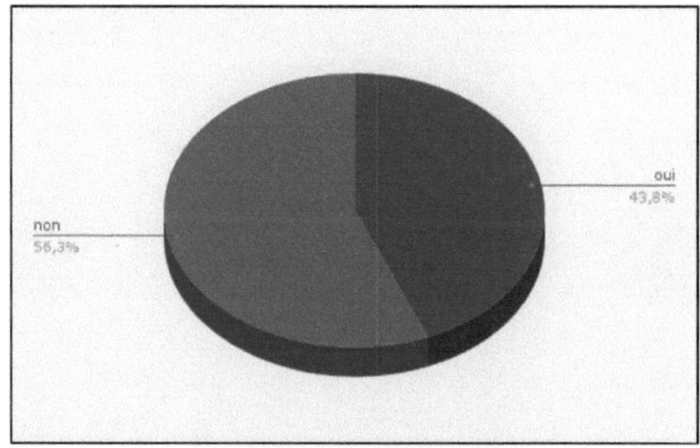

Figura 37: Distribuição dos enfermeiros por disponibilidade de tratamento médico para a hepatite C

56,3% dos inquiridos responderam que não existia tratamento médico contra a hepatite C.

1.9. Distribuição dos enfermeiros segundo o conhecimento do tratamento médico da hepatite C :

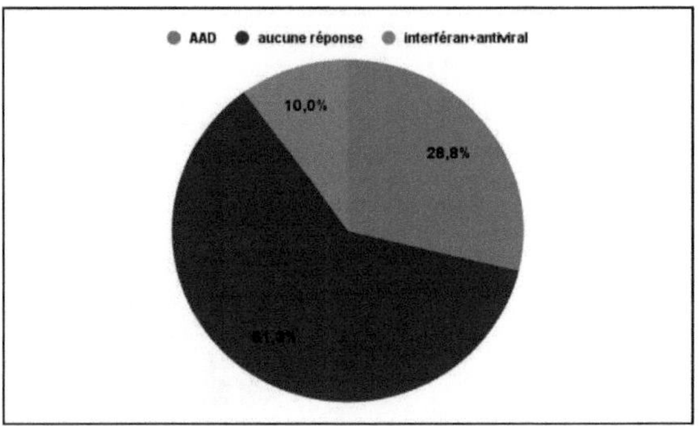

Figura 38: Distribuição dos enfermeiros de acordo com o conhecimento do tratamento médico da hepatite C

• A maioria da população (61,3) não respondeu a esta questão.

• 29% dos enfermeiros indicaram que os antivirais de ação direta (AAD) representam o tratamento médico para a hepatite C.

1.10. Distribuição dos enfermeiros de acordo com a disponibilidade da vacina contra a hepatite C :

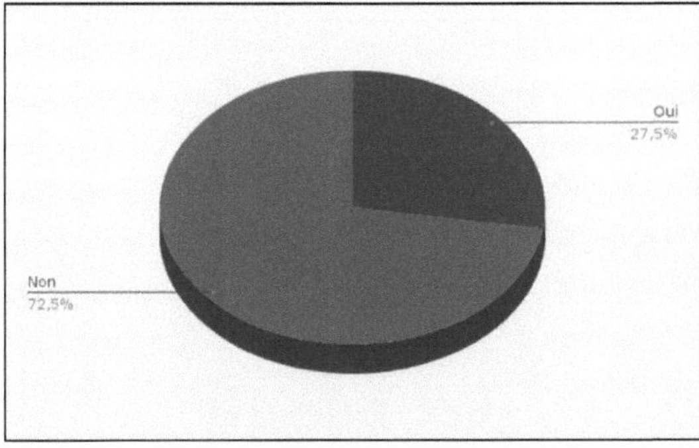

Figura 39: Distribuição dos enfermeiros por disponibilidade de vacina contra a hepatite C

De acordo com 72% dos funcionários inquiridos, não existe uma vacina eficaz contra a hepatite C.

DISCUSSÃO

A Estratégia Global de Saúde tem como objetivo eliminar a hepatite como uma das principais ameaças à saúde pública até 2030. O vírus da hepatite C (VHC) pode ser difícil de detetar, uma vez que a infeção pode permanecer assintomática durante décadas. Este facto realça a importância de aumentar os conhecimentos entre os prestadores de cuidados de saúde, a fim de atingir os objectivos em matéria de hepatite viral [3].O nosso estudo procurou avaliar o estado atual dos conhecimentos dos enfermeiros do Hospital Universitário de Gabès sobre a infeção, a transmissão, a prevenção e o tratamento do VHC, bem como identificar as lacunas e as insuficiências com vista à elaboração de um plano de ação de saúde pública para corrigir e melhorar os conhecimentos e a gestão.

I. Identificação da população :

Os resultados do nosso estudo mostram que os enfermeiros estão divididos em 12 departamentos. Durante o período de estudo, foram incluídos 80 enfermeiros. O rácio entre os sexos foi de 0,56, com uma predominância de mulheres (64% de mulheres). Esta predominância foi também observada num estudo com 326 enfermeiros realizado em Itália (54% de mulheres) [4].No nosso estudo, 58% dos inquiridos tinham idades compreendidas entre os 31 e os 50 anos, com uma média de 33 anos, enquanto 41% tinham menos de 30 anos. Num estudo realizado em 2003, que incluiu 935 enfermeiros independentes, a idade média era de 44,6 anos, com uma idade média de 33 anos [5].Quando classificamos os enfermeiros por antiguidade, a grande maioria está na empresa há menos de 10 anos (80% dos inquiridos), o que está de acordo com os resultados de um inquérito realizado em Marrocos, onde quase metade da população tem menos de 10 anos de antiguidade [6]. O nosso questionário foi distribuído por 12 enfermarias do Hospital Universitário de Gabès, que nos pareceram ser enfermarias susceptíveis de receber e tratar doentes com VHC. Um estudo realizado em Itália limitou-se às unidades de hemodiálise devido ao risco acrescido de transmissão desta infeção nestes serviços [4].

II. Avaliação dos conhecimentos gerais sobre a hepatite C:

1. Definição:

De acordo com a OMS, "a hepatite C é uma inflamação do fígado causada pelo vírus da hepatite C. As manifestações da hepatite C podem ser agudas, crónicas e benignas ou graves e irreversíveis, como a cirrose e o cancro. As infecções agudas pelo VHC são geralmente assintomáticas e a maioria não conduz a doenças potencialmente fatais. Cerca de 30% (15% a 45%) das pessoas infectadas eliminam espontaneamente o vírus nos seis meses seguintes à infeção, sem qualquer tratamento. Nos restantes 70% (55% a 85%) das pessoas infectadas, a infeção evolui para a forma crónica da doença. Entre estes doentes crónicos, o risco de cirrose é de 15% a 30% num período de 20 anos". [7].

2. O oficial responsável :

Segundo a wikipedia O vírus da hepatite C (VHC) é um pequeno vírus RNA com cerca de 60 nanómetros de diâmetro, envolvido p o r um capsídeo proteico icosaédrico. O seu genoma é um ARN linear de cadeia simples de polaridade positiva. Existem seis genótipos principais do vírus da hepatite C, indicados por um número [8].

No nosso estudo, quase toda a população sabia que o agente responsável pela hepatite C é um vírus.

3. Modos de transmissão :

❖**A transmissão por via sanguínea pode ocorrer :**

•Na sequência de um acidente de exposição a sangue (BEA): após exposição profissional ao VHC através de agulhas, a taxa de transmissão é estimada em cerca de 1 a 3%. A taxa de transmissão é cerca de 10 vezes inferior após a exposição a mucosas ou pele ferida.

•Através da partilha de equipamento de injeção (seringa, colher, filtro, água) entre utilizadores de drogas injectáveis. Este é o principal modo de transmissão do VHC. O consumo de drogas por via nasal (partilha de palhinhas) ou por via fumada (partilha de cachimbos de crack) é também um fator de risco de transmissão do VHC.

• Durante transfusões de sangue, quando as medidas de segurança da transfusão não são aplicadas

• Ao fazer uma tatuagem ou um piercing com equipamento não esterilizado;

❖**Transmissão sexual**

•é extremamente baixo, pode ocorrer:

•quando o pénis penetra na vagina ou no ânus. O risco de transmissão sexual é mais raro, mas aumenta durante o sexo anal, que pode causar lesões ou ferimentos, como a introdução de dedos ou de um punho no ânus na presença de sangue.

❖**Transmissão materno-fetal**: só ocorre quando a mãe é virémica.

Do que precede resulta que a população em risco de contrair hepatite C é representada por :

► **Actividades de exposição**

Profissionais de saúde, pessoal de laboratório que manipula amostras de sangue, pessoas susceptíveis de entrar em contacto com objectos cortantes contaminados com sangue.

► **Terrenos com risco acrescido de aquisição**

Utilizadores de drogas injectáveis, doentes em hemodiálise.

► **Terreno com risco acrescido de doença grave**

Alcoolismo; co-infecções com HBV ou VIH, que aumentam o risco de desenvolvimento de cirrose. A presença crónica de HBsAg pode favorecer o desenvolvimento de hepatite C aguda fulminante.

► Gravidez

-Mulheres grávidas: nenhuma particularidade.

-Filho recém-nascido: baixo risco de contaminação [9].

No nosso estudo, verificámos que metade do pessoal interrogado sabia que o vírus da hepatite C é transmitido principalmente pelo sangue, enquanto os outros modos de transmissão (sexual e materno-fetal) foram mencionados com menos frequência.

Num inquérito transversal a enfermeiros da região da Calábria (Itália), 49,8% identificaram corretamente todas as vias de transmissão do VHC; a maioria dos enfermeiros tinha um bom conhecimento de algumas das vias de transmissão entre as seguintes: receber uma transfusão de sangue de um dador infetado (93,9%), ter relações sexuais com um parceiro positivo para o VHC (91,4%) e trocar agulhas quando injectam drogas (90,7%).9%), ter relações sexuais com um parceiro positivo para o VHC (91,4%) e trocar agulhas quando injectam drogas (90,7%), 11,5% acreditavam que o VHC podia ser transmitido por um beijo e 19,2% não mencionaram a tatuagem como uma via de transmissão da hepatite C [4].

4. Meios de transmissão da hepatite C :

A hepatite C é transmitida nos estabelecimentos de saúde por vários meios:
•O risco diz respeito aos profissionais de saúde ou a qualquer outra pessoa no caso de uma picada de agulha ou de um corte com um objeto cortante sujo com o sangue de uma pessoa infetada pelo VHC.

•Existe também um risco reduzido se o sangue de uma pessoa infetada pelo VHC for derramado sobre uma ferida, pele lesionada ou membrana mucosa (como mencionado por 18% dos inquiridos).

•O risco médio de transmissão após exposição percutânea ao sangue de um doente infetado situa-se entre 0,5 e 3% [10].

•Estes meios de transmissão foram referidos pela nossa população, com predominância dos ferimentos com agulhas (43,42%). Houve também quem referisse a pulverização de sangue sobre a pele ou mucosas feridas (49,34%) como fator de risco de transmissão do vírus.

•No entanto, estes meios de transmissão foram mencionados com percentagens elevadas pelos enfermeiros marroquinos num estudo semelhante: contacto com sangue na pele lesionada (91,7%), agulhas (83,5%), salpicos de sangue nas membranas mucosas (82,7%), contacto sexual (44,1%) e salpicos de sangue na pele saudável (7,5%) [6].

II. Complicações da hepatite C :

1. Cirrose :

A cirrose ocorre em 20% dos casos, quando o fígado apresenta uma série de lesões difusas e irreversíveis. A fibrose destrói a estrutura do fígado e cria nódulos anormais, com hipertensão portal e insuficiência hepatocelular que podem levar a uma série de complicações, como hemorragias por rutura de varizes esofágicas, ascite, iterícia ou encefalopatia. Além disso, os fígados cirróticos são locais favoráveis ao desenvolvimento de cancro, uma vez que contêm alterações genéticas. Estas complicações ocorrem com uma frequência de 15-20% em 4 anos em doentes com cirrose.

2. Carcinoma hepatocelular

O carcinoma hepatocelular (CHC) é o cancro primário do fígado mais frequente. Na maioria dos casos, ocorre num fígado danificado por uma doença crónica, mais frequentemente na fase de cirrose no momento do diagnóstico. A cirrose devida à hepatite crónica é a principal causa de carcinoma hepatocelular na Europa e a segunda em França. O CHC é um dos cancros com maior taxa de mortalidade, cerca de 95% aos 5 anos.

3. Manifestações extra-hepáticas :

• A hepatite C crónica provoca uma série de sintomas extra-hepáticos:

• Crioglobulinemias mistas, que provocam vasculites crioglobulinémicas. Os depósitos de imunocomplexos acumulam-se nos pequenos vasos (arteríolas, vénulas e capilares) e reduzem progressivamente o seu calibre, provocando uma falta de irrigação dos tecidos e mesmo uma necrose tecidular. Como consequência, podem surgir várias manifestações clínicas, incluindo perturbações cutâneas, renais, reumatológicas, neurológicas, cardíacas, salivares e respiratórias.

• . Em dermatologia: porfiria cutânea tardia, prurido e líquen plano, cujos mecanismos são ainda mal conhecidos.

• Certos distúrbios da tiroide, síndrome seca, porfiria cutânea tardia, linfoma não-Hodgkin. No entanto, a relação causal não foi claramente estabelecida.

• Outras manifestações como a diabetes, a resistência à insulina, certas patologias cardiovasculares e perturbações cognitivas são mais frequentemente observadas em doentes com hepatite C crónica.

• Neste contexto, metade dos nossos doentes referiu a cirrose como a principal complicação da hepatite C, não tendo sido mencionadas manifestações extra-hepáticas.

• No mesmo contexto, os resultados de um estudo realizado em França mostraram que 46% acreditam que a HC progride constantemente para cirrose e, em 50% dos casos, para CHC [5].

4. Meios de prevenção :

A redução da incidência de infecções por HCV relacionadas com o trabalho depende de três factores:

■ a redução dos riscos, nomeadamente evitando gestos de alto risco (proibição de manobras de recapitulação, utilização de recipientes, etc.). para as agulhas usadas e os equipamentos de utilização única seguros);

■ o cumprimento das recomendações em caso de acidente com exposição a sangue (limpeza da ferida, notificação, controlo) ;

■ tratamento precoce da hepatite viral C aguda para limitar o risco de transição para a cronicidade. De facto, o cumprimento das recomendações parece ser um fator-chave, uma vez que o acompanhamento dos acidentes de exposição sanguínea que envolvem um "doente-fonte" positivo para o VHC, realizado durante vários anos nos hospitais da Assistance Publique de Paris e dos Hospices Civils de Marseille, revela uma taxa de seroconversão de 0% [12].

No nosso estudo, os inquiridos salientaram a vacinação e a esterilização do equipamento como os principais meios de prevenção da hepatite C.

IV. Práticas de prevenção da hepatite C em ambiente de prestação de cuidados :

1. Lavagem e desinfeção das mãos

A importância da lavagem das mãos na prevenção da transmissão de agentes infecciosos é conhecida há muitos anos, mas é demasiado frequente que não seja aplicada de forma suficiente. São apresentadas várias razões para este facto: intolerância aos sabões, falta de tempo, falta de equipamento nos pontos de água _ Esta constatação levou à promoção de novas técnicas de higiene das mãos, como a desinfeção das mãos com um produto hidroalcoólico. Esta técnica de esfregar as mãos com um produto com elevado teor de álcool (solução ou gel hidroalcoólico) é reconhecida como eficaz. Permite uma rápida higienização das mãos, mesmo quando não existe um ponto de água equipado perto do local de prestação de cuidados, como no domicílio do doente ou numa situação de emergência. A sua utilização tem sido recomendada pelo Comité Technique des Infections Nosocomiales desde dezembro de 2001. A terminologia e as recomendações que se seguem baseiam-se em grande parte nas emitidas pela Sociedade Francesa de Higiene Hospitalar em 2002. Os produtos escolhidos devem estar em conformidade com normas claramente definidas. É habitual distinguir vários tipos de lavagem ou desinfeção das mãos, cada um com a sua própria eficácia, técnica e indicações. A escolha da técnica dependerá do grau de sujidade das mãos, do nível de risco infecioso associado ao procedimento que está a ser ou foi efectuado e do equipamento disponível no local de prestação de cuidados:

•**Lavagem simples das mãos:** Operação destinada a remover a sujidade e a reduzir a flora transitória por ação mecânica, utilizando água e sabão.

•**Lavagem higiénica das mãos e tratamento higiénico das mãos por fricção:** Operação destinada a eliminar ou reduzir a flora transitória, por lavagem ou fricção com um produto desinfetante.

•**Desinfeção cirúrgica das mãos por lavagem:** Operação destinada a eliminar a flora transitória e a reduzir a flora residente durante um período prolongado, através de lavagem cirúrgica ou desinfeção cirúrgica por fricção com um produto desinfetante ou uma combinação de lavagem simples e fricção cirúrgica [13].

•Neste contexto, a maioria dos enfermeiros entrevistados no nosso estudo respeita a lavagem das mãos, ao passo que em Marrocos a desinfeção das mãos com sabão era praticada regularmente por apenas 63% dos indivíduos, em comparação com 6 8 em França [6].

2. Usar luvas:

O uso de luvas não substitui a lavagem ou desinfeção das mãos. As luvas protegem os prestadores de cuidados e os doentes, impedindo a transmissão cruzada. As luvas devem ser usadas em mãos com unhas curtas e sem anéis ou outras jóias.

Um par de luvas = um procedimento = um doente Cuidado ao
"interromper os cuidados!

1.2 Luvas não esterilizadas de utilização única :

São utilizados para evitar a transmissão cruzada através de transporte e proteção do operador sempre que haja risco de contacto com :

– Sangue ou qualquer outro produto biológico

– Ferimentos na pele ou nas mucosas

– Roupa de cama ou equipamento sujos,

• durante a prestação de cuidados, sempre que o prestador de cuidados apresente uma lesão cutânea ao nível da pele. mãos.

Ao limitar a quantidade de sujidade nas mãos, facilitam a lavagem ou desinfeção das mesmas quando são retiradas. Protegem o operador do risco de contacto com sangue ou um produto biológico. Exemplos: colheita de sangue, inserção e remoção de uma linha venosa periférica, remoção de um penso sujo, limpeza de feridas, esvaziamento de um cateter urinário, injecções subcutâneas, intramusculares ou intravenosas, exame de membranas mucosas, cuidados dentários, manuseamento de resíduos

2.2. Luvas esterilizadas de utilização única

Serão utilizados para :

• todos os procedimentos que exijam um elevado nível de assepsia,

• qualquer manuseamento de produtos e materiais esterilizados.

Exemplos: sutura, inserção de um cateter urinário, manuseamento de uma câmara implantável, inserção de um DIU, tratamento de uma ferida sem pinças esterilizadas, cuidados dentários invasivos. São vendidos esterilizados em embalagens individuais.

3. Vestir uma bata:

Recomenda-se a utilização de uma bata de proteção de utilização única:

• durante a prestação de cuidados que possam expor o vestuário do prestador de cuidados a salpicos de sangue ou fluidos biológicos (precauções "normais")

• durante o tratamento de um doente que necessite de precauções de contacto. Devem ser reservadas para os cuidados prestados a um único doente.

4. Usar uma máscara :

É feita uma distinção entre :

- As máscaras médicas (máscaras de cuidados, máscaras cirúrgicas) destinam-se a impedir que gotículas de saliva ou de secreções respiratórias sejam projectadas, aquando da expiração, do prestador de cuidados para o doente ou de um doente contagioso para as pessoas que o rodeiam. Certos modelos, que incluem uma camada impermeável e, por vezes, uma viseira, podem também proteger o prestador de cuidados contra os salpicos de líquidos do doente durante os cuidados ou a cirurgia; são as chamadas máscaras anti-salpicos. Não podem, em caso algum, proteger o utilizador da inalação de partículas infecciosas. Estas máscaras devem estar em conformidade com a Diretiva Europeia 93/42/CEE relativa aos dispositivos médicos (dispositivos médicos de classe I).

- As máscaras de proteção respiratória descartáveis são constituídas por uma meia-máscara que cobre a boca e o nariz. São concebidas para proteger o utilizador contra a inalação de poeiras e/ou aerossóis contaminados com agentes infecciosos transportados pelo ar. Existem três classes de eficácia: FFP1, FFP2, FFP3. A eficácia da máscara é limitada no tempo. A eficácia de uma máscara depende também, em parte, da forma como se adapta ao rosto. É aconselhável consultar as instruções de utilização fornecidas pelos fabricantes. Uma vez colocada a máscara, deve evitar-se o seu manuseamento, pois este favorece a contaminação das mãos e a deterioração da máscara. As mãos devem ser lavadas após a remoção.

Na cidade, recomenda-se o uso de uma máscara para :

- Proteção dos doentes

Quando se realizam procedimentos técnicos que exigem um elevado nível de assepsia (por exemplo, pensos em câmaras implantáveis, procedimentos de radiologia de intervenção, procedimentos de fibroscopia, etc.), o prestador de cuidados deve usar uma máscara de cuidados ou cirúrgica. Um prestador de cuidados com uma infeção respiratória deve abster-se de prestar quaisquer cuidados a um doente imunocomprometido ou, em alternativa, deve prestar esses cuidados usando uma máscara cirúrgica.

- Proteção dos profissionais de saúde

Durante os tratamentos que impliquem um risco de salpicos de sangue ou de fluidos biológicos (tratamentos dentários, fibroscopia, quiropodia, etc.), o profissional de saúde deve usar uma máscara anti-respingos. Neste caso, recomenda-se igualmente o uso de óculos de proteção ou de uma máscara facial. (Na prestação de cuidados a doentes com uma infeção que exija precauções especiais, essencialmente quando existe risco de transmissão por via "aérea" (A) ou por via "gota a gota" (G), com risco de aerossolização, o profissional de saúde deve usar uma máscara de proteção respiratória [13].

Na literatura, um estudo realizado em Marrocos mostrou que a utilização sistemática de equipamento de proteção contra a EAE não foi observada pela maioria do pessoal: 35,2% não usavam sistematicamente uma bata e 75,6% e 72,3% não usavam sistematicamente luvas e um babete durante o tratamento, respetivamente [6].

V.Avaliação das atitudes e práticas em relação ao risco de hepatite C :

1. Produtos contaminantes :

1.1. Panos manchados de sangue:

A roupa de cama limpa e suja é um dos principais vectores de infeção: é o local ideal para a reprodução de germes,

2.1. Sangue e produtos biológicos que contenham sangue :

Sangue: hemorragia, sangue menstrual, lóquios (durante o parto). No nosso estudo, os panos sujos foram os materiais contaminantes mais manipulados, seguidos (38%) pelos fluidos de punção contaminados com sangue (27%) e pelos resíduos de esfregaços genitais contaminados (22%). Os produtos de biópsia contendo sangue foram citados por apenas 13% dos participantes.

•Qualquer produto biológico contaminado com o sangue de um doente portador de hepatite corre o risco de transmitir o vírus ao prestador de cuidados em caso de acidente que implique uma picada ou a projeção de sangue sobre a mucosa ou a pele ferida do prestador de cuidados.

Num estudo semelhante realizado em Marrocos, os contaminantes mais frequentemente manuseados foram o sangue (91,3%), seguido de roupa suja (67,4%), resíduos (51,5%), líquido de punção (45,9%), expetoração (26,3%), amostras genitais (10%) e material de biopsia (9,3%)[6].

2. Materiais contaminantes :

Qualquer equipamento médico que tenha entrado em contacto com o sangue de um doente portador do vírus VHC é considerado contaminado e pode ser um meio de transmissão da hepatite C aos profissionais de saúde.

A exposição ao sangue ou a fluidos biológicos de doentes com serologia viral positiva através de equipamento médico contaminado pode levar a :

• **Risco significativo em** caso de ferimento profundo ou com uma agulha oca para recolha de amostras venosas ou arteriais contendo sangue ou com a utilização de um cateter.

• **Risco intermédio** se envolver uma agulha previamente utilizada para injeção subcutânea ou intramuscular, uma agulha sólida como uma agulha de sutura ou uma agulha de bisturi.

• **O risco é baixo no** caso de ferimentos com seringas envolvendo agulhas descartadas, que não contêm sangue ou têm sangue coagulado [14].

Neste contexto, os nossos enfermeiros referiram que as agulhas ocas eram o principal material contaminante (34,81%), enquanto apenas 1/4 manuseava bisturis. Num estudo marroquino semelhante, os materiais de risco manuseados pelo pessoal foram, por ordem decrescente de frequência, as agulhas ocas (77,9%), os bisturis (64,4%), os interanuais (52,4%), os epicranianos (45,4%), os cateteres (31,1%) e as agulhas sólidas (33,5%) [6].

3. Produtos para a desinfeção das mãos :

Higiene e desinfeção das mãos: que produtos escolher?

Há anos que as autoridades sanitárias têm vindo a chamar a atenção para o facto de as bactérias, os germes e os vírus serem facilmente transmitidos através das mãos e das unhas. A desinfeção adequada das mãos mata os microrganismos na pele, evitando assim qualquer risco de transmissão. Existe toda uma gama de produtos biocidas (gel hidroalcoólico, espumas, sabonetes, etc.) para facilitar a vida quando a lavagem tradicional das mãos não é possível. É verdade que alguns agentes patogénicos podem sobreviver à lavagem com água e sabão normais, mas depois são envolvidos pelas moléculas de sabão e eliminados pela água de enxaguamento.

✓ Sabonetes antibacterianos:

Os sabões antibacterianos são geralmente considerados excessivos na maioria dos casos. Os hospitais constituem uma exceção a esta regra, devido às situações específicas com que se deparam (antes de procedimentos invasivos, quando se trata de doentes imunocomprometidos, em áreas de cuidados intensivos, em berçários de cuidados intensivos, etc.). Os agentes antibacterianos devem ser cuidadosamente escolhidos de acordo com as suas características e ingredientes activos, e quando se pretende uma ação antibacteriana ou antimicrobiana persistente nas mãos.

✓ Desinfectantes:

Quando não há acesso a água e sabão, pode s e r utilizado um desinfetante para as mãos ou um produto anti-sético (sem água). Alguns destes produtos contêm álcool etílico combinado com emolientes (para suavizar a pele) e outros agentes. São frequentemente apresentados sob a forma de :

gel, toalhetes ou panos húmidos

Para serem eficazes, os desinfectantes para as mãos à base de álcool devem conter pelo menos 60% de álcool. Estes produtos não eliminam todos os tipos de agentes patogénicos.

Os desinfectantes para as mãos podem também libertar um odor que alguns utilizadores consideram desagradável.

Para utilizar corretamente um desinfetante para as mãos, é necessário :

• Aplicar a quantidade recomendada pelo fabricante na palma da mão.

• Esfregar as mãos.

• Espalhar o produto por toda a mão e esfregar até as mãos ficarem secas.

• Utilizar produto suficiente para cobrir completamente as mãos e os dedos.

Os desinfectantes para as mãos à base de álcool são o método de eleição para os prestadores de cuidados de saúde quando as mãos não estão visivelmente sujas. Estes produtos podem também ser utilizados por técnicos de ambulância, assistentes de cuidados domiciliários e outros trabalhadores móveis na ausência de uma casa de banho. Estes desinfectantes à base de álcool (pelo menos 60%) são também recomendados para o público em geral em caso de pandemia. No entanto, estes agentes não são eficazes quando as mãos estão muito contaminadas com sujidade, sangue ou outras matérias orgânicas, sendo recomendada a lavagem das mãos com água e sabão quando as mãos estão visivelmente sujas. [Neste contexto, a maioria dos enfermeiros que participaram no nosso inquérito desinfecta as mãos com sabão ou lixívia. Num estudo semelhante realizado em Marrocos, o sabão ou a lixívia não eram utilizados regularmente para desinfetar as mãos por apenas 63% das pessoas. O álcool a 70° e outros anti-sépticos (derivados de iodo, organomercuriais, hexamidina, amónios quaternários) eram utilizados sistematicamente por apenas 45% dos prestadores de cuidados. [6].

4. Desinfeção de equipamento médico :

O procedimento de desinfeção deve ser adaptado ao risco em causa. Uma desinfeção eficaz implica a avaliação do risco de infeção. A natureza do procedimento e a fragilidade do doente são as duas componentes desta avaliação. O tratamento necessário é, por conseguinte, adaptado em função do nível de risco e do material médico utilizado. Os instrumentos que entram em contacto com uma mucosa ou uma pele ferida (gastroscópio, colonoscópio, etc.) são classificados como semi-críticos com um risco médio de infeção. A desinfeção será de nível intermédio. Os instrumentos em contacto com a pele intacta do doente ou sem contacto direto são considerados não críticos. Como o risco de contaminação é baixo, a desinfeção será de nível baixo. O nível de exigência para o equipamento e o tratamento deve também ter em conta o nível de assepsia do ambiente (bloco operatório, sala de tratamento, quarto).

Etapas e procedimentos para uma desinfeção eficaz :

O equipamento médico será submetido a várias fases que determinarão a eficácia da desinfeção.

✓ Pré-tratamento

Esta etapa é necessária para facilitar a limpeza, reduzir o nível de contaminação e proteger o pessoal e o ambiente. Os instrumentos médicos devem ser imersos num tanque de imersão com um detergente que pode ser bactericida. Limpeza O protocolo de limpeza remove a sujidade. Uma limpeza eficaz reduz a carga microbiana que poderia inativar o produto durante a desinfeção. A limpeza combina quatro acções: mecânica (escovagem), química (detergente), tempo de imersão e temperatura. A limpeza pode ser feita manualmente ou com uma máquina de lavar adequada, como uma cuba de ultra-sons.

✓ Desinfeção

Destrói ou inativa os microrganismos. Existem dois métodos de desinfeção. O método químico consiste na imersão dos instrumentos médicos numa solução desinfetante ou na utilização de equipamentos específicos. Os desinfectantes são escolhidos em função do nível de desinfeção necessário (bactericida, fungicida, virucida, micobactericida ou esporicida). O método térmico ou químico-térmico é mais frequentemente realizado com equipamentos específicos: desinfectores a vapor, máquinas de lavar e desinfetar, lavadoras de arrastadeiras. É essencial enxaguar abundantemente o equipamento com água da torneira (eventualmente equipada com um filtro) entre cada uma das fases acima referidas [15].

No nosso estudo, a maioria da população estudada desinfectava frequentemente os equipamentos com calor e 47% dos inquiridos desinfectavam os equipamentos com sabão ou lixívia. Num estudo realizado em hospitais marroquinos, a desinfeção do material foi efectuada com lixívia a 12°C diluída 1:10 e sabão em 57,7% dos casos, álcool a 70°C em 8,6%, derivados de iodo em 11,4% e calor (Poupinel) em 6,4% dos casos [16].

5. Produtos e frequência da desinfeção das zonas de tratamento :

Recomenda-se que os pavimentos, as superfícies dos móveis e os equipamentos sejam limpos diariamente e imediatamente em caso de sujidade (acordo profissional). Recomenda-se que os procedimentos de manutenção sejam escritos e disponibilizados sob a forma de um protocolo, especificando o equipamento necessário, as tarefas a executar, a sua atribuição e a frequência com que devem ser realizadas (acordo profissional). Para superfícies que não sejam pavimentos, a limpeza húmida com um detergente ou detergente-desinfetante é geralmente o único passo.A limpeza simples do pavimento, ou seja, a limpeza húmida do pó seguida da utilização de um detergente comercial, é recomendada para todas as áreas da cirurgia (acordo profissional). Para superfícies que não sejam pavimentos, recomenda-se a utilização de um pano húmido (acordo profissional):

•com um detergente nas zonas de receção e de secretariado, na sala de espera e na sala de arquivo

•com um detergente-desinfectante1 na sala de exame e tratamento, na lingerie, nas instalações sanitárias, na sala de limpeza, na sala de armazenamento de resíduos, na área de processamento de dispositivos médicos, na área de embalagem de dispositivos médicos antes da esterilização, na área de esterilização e na área de armazenamento de equipamento e medicamentos esterilizados.

Recomendamos a limpeza e a desinfeção da mesa depois de examinar um doente. Limpar e desinfetar as superfícies sujas por salpicos de sangue ou de qualquer outro produto de origem humana com Bleach® com 2,6% de cloro recentemente diluído a 1/10° (ou qualquer outro desinfetante adequado) [17].
No nosso estudo, de acordo com a maioria da população (60%), o surfanios é o principal produto utilizado para a desinfeção dos locais de trabalho 3 vezes por dia (de acordo com o anti-sético (62%). Num estudo marroquino, a

desinfeção dos locais de trabalho só foi efectuada de forma consistente em 73,1% dos casos, com uma frequência de uma vez por dia (17%), três vezes por semana (28,4%) e uma vez por mês (27,7%) [6].

6. Precauções AES :

Devem ser aplicadas precauções gerais de higiene sempre que exista um risco de SEA:

√ Respeitar as recomendações em vigor em matéria de lavagem e desinfeção das mãos, nomeadamente a lavagem imediata em caso de contacto com potencialmente contaminantes de fluidos biológicos.

√ Usar luvas:

• se houver risco de contacto com sangue ou qualquer outro produto de origem humana, com as mucosas ou com a pele ferida de um doente, nomeadamente durante tratamentos que impliquem risco de ferimentos com agulhas e durante a manipulação de tubos ou frascos de amostras biológicas, de roupa e de equipamento sujos;
• e sistematicamente em caso de lesões cutâneas nas mãos.

Mudando-os entre dois doentes, duas actividades.

Certas situações podem exigir precauções suplementares: utilização de dois pares de luvas, nomeadamente para os operadores de blocos operatórios, e utilização de luvas resistentes aos cortes por baixo das luvas para os procedimentos de risco particularmente elevado, nomeadamente em patologia anatómica.

√ Em caso de risco de projeção de sangue ou de produtos biológicos potencialmente contaminantes, usar vestuário adequado (máscara cirúrgica antiprojecção com óculos de proteção ou viseira),

camisola).

✓ Utilizar de preferência equipamento de utilização única.

✓ Utilizar os dispositivos de segurança médica fornecidos.

✓ Respeitar as boas práticas no manuseamento de instrumentos cortantes sujos :
• nunca recapitular as agulhas;

• não retirar manualmente as agulhas das seringas ou dos sistemas de recolha de amostras por vácuo;

• eliminar imediatamente as agulhas e outros instrumentos cortantes, sem os manipular, num recipiente adequado (em conformidade com o diploma alterado de 24 de novembro de 2003), o mais próximo possível da zona de tratamento, com uma abertura facilmente acessível e que não ultrapasse o nível máximo de enchimento;

• se for utilizado equipamento reutilizável, quando este estiver sujo, deve ser manuseado com cuidado e garantir um tratamento rápido e adequado.

✓ Amostras biológicas, roupa de cama e instrumentos sujos com

O sangue ou os produtos biológicos devem ser transportados, incluindo dentro do estabelecimento, em embalagens seladas apropriadas, e depois tratados ou eliminados, se necessário, através de canais definidos [18]. Estes dados são consistentes com os fornecidos pelo nosso estudo, uma vez que a maioria destas precauções são mencionadas pelos inquiridos.

7. Medidas para melhorar os conhecimentos sobre as IACS e a sua prevenção :

7.1. Estado de vacinação

A vacinação contra a hepatite B é obrigatória para todos os profissionais de saúde, incluindo os trabalhadores independentes. Para se certificar de que as suas vacinas estão actualizadas, consulte o calendário de vacinação.

7.2. Cumprimento das precauções gerais de higiene

Conhecidas como "Precauções Padrão", estão definidas na circular n. 98/249, de 20 de abril de 1998, relativa à prevenção da transmissão de agentes infecciosos veiculados pelo sangue ou fluidos biológicos durante a prestação de cuidados de saúde.

7.3. Informação e formação para profissionais

Informar e formar o pessoal sobre :

* o risco de IACS e as medidas preventivas a aplicar ;

* a importância da vacinação ; o que fazer em caso de SEA

O QUE FAZER EM CASO DE ACIDENTE

EXPOSIÇÃO AO SANGUE

PRIMEIROS SOCORROS DE EMERGÊNCIA

Em caso de picada ou ferida :

Não sangrar

• Limpar imediatamente a área afetada da pele com água e sabão e, em seguida, enxaguar

• Antissepsia com um derivado do cloro (Dakin ou lixívia com 2,6% de cloro ativo diluído 1:5) ou uma solução dérmica de iodopovidona ou, na sua falta, álcool a 70° (pelo menos 5 minutos).

▶ **Em caso de contacto direto do fluido biológico com a pele ferida :**

• Os mesmos protocolos de limpeza e antissepsia da zona afetada que os utilizados anteriormente

▶ **Em caso de salpicos nas membranas mucosas e nos olhos :**

• Enxaguar c o m água abundante ou soro fisiológico (pelo menos 5 minutos).

❖PROCURAR ACONSELHAMENTO MÉDICO RAPIDAMENTE: CONTACTAR UM MÉDICO DE REFERÊNCIA

► Quem avalia o risco de infeção :

Investigação do estatuto serológico da pessoa de origem :

✓ Estado de VIH :

-Se a pessoa de origem for seronegativa, não há necessidade de continuar a vigilância, a não ser que exista um risco de infeção primária na pessoa de origem: em caso de dúvida, efetuar um teste de carga viral.

–Se o estado de VIH do sujeito de origem não for conhecido e estiver disponível, a serologia do VIH deve ser efectuada com o consentimento do sujeito (exceto nos casos em que o consentimento não possa ser expresso), se possível. com um teste rápido (TROD), a fim de iniciar um EIPT o mais rapidamente possível na pessoa exposta.

–No caso da infeção pelo VIH, é essencial dispor do resultado da última carga viral plasmática do VIH, bem como da natureza dos tratamentos anti-retrovirais anteriores e actuais e da sua eficácia virológica.

Se o doente-fonte infetado pelo VIH estiver a receber tratamento antirretroviral com uma carga viral indetetável há mais de seis meses, o risco de transmissão através da corrente sanguínea é considerado nulo.

A carga viral deve ser proposta com urgência aos doentes de origem se estes estiverem acessíveis e se não estiverem disponíveis resultados recentes (menos de seis meses) ou se houver dúvidas quanto ao cumprimento do tratamento. Por conseguinte, é legítimo iniciar uma EBCT enquanto se aguarda esta informação.

✓ mas também o estado do VHC e possivelmente **do VHB** se a vítima não for imune.

► Quem o informa das medidas a tomar:

Pode ser-lhe proposta uma profilaxia (**tratamento pós-exposição,** imunoglobulinas específicas anti-HBV >+/- vacinação). Ser-lhe-á dada informação prévia sobre os efeitos deste tratamento e a forma como será efectuado. É necessário o seu consentimento. O tratamento deve ser iniciado nas horas seguintes ao acidente.

Estabelecer um **controlo médico e serológico** da hepatite B e C.

Em caso de exposição ao VIH, o controlo serológico é essencial para a **compensação** em caso de seroconversão.

❖COMUNICAR O ACIDENTE

Como as modalidades práticas variam de um estabelecimento para outro e de um regime de segurança social para outro, convém informar-se junto do seu médico do trabalho, do seu gestor ou do seu serviço de pessoal [19].

No nosso estudo :

o 26,9% dos inquiridos salientaram a importância de fornecer o equipamento de proteção necessário e de formar os enfermeiros em matéria de EAE, 25% sugeriram o isolamento dos doentes positivos e 21% não responderam a esta questão.

Num estudo marroquino realizado para avaliar o conhecimento sobre a EAE, o pessoal desejava cursos de formação e informação sobre a EAE (51,3%), vacinação correcta e bem conduzida (47,3%), melhor disponibilidade de meios de proteção (32,2%), melhor higiene nos locais de trabalho (36,2%), introdução de um serviço de saúde ocupacional nos hospitais com vigilância médica reforçada dos indivíduos expostos (28,5%), notificação obrigatória de IACS (28,5%) e gestão adequada dos resíduos (12,3%) [6].

■Tratamento médico da hepatite C :

Atualmente, dispomos de tratamentos que podem ser divididos em três famílias:

x Tratamento com agentes imunomoduladores

x Tratamento com antivirais de ação direta (DAA)

x **Tratamento com antivirais dirigidos ao hospedeiro.**

■**Agentes imunomoduladores**

► **Interferões**

Os interferões são glicoproteínas pertencentes à família das citocinas. endógenas. São produzidos pelo organismo em resposta a diferentes estímulos, nomeadamente a infecções virais. Desempenham um papel na regulação da resistência às infecções virais e na ativação da resposta imunitária inata ou adaptativa. Os IFND são utilizados no tratamento da infeção crónica pelo VHC. Estas moléculas têm propriedades antivirais, antiproliferativas, antifibrosas e imunomoduladoras. Finalmente, o IFN tem propriedades anti-inflamatórias e anti-fibrosantes.

► **Ribavirina :**

A ribavirina é um análogo nucleósido da guanosina que demonstrou atividade antiviral contra o VHC. Estão envolvidos vários mecanismos de ação. Em primeiro lugar, a ribavirina tem a capacidade de inibir a atividade de capping do ARN e a da ARN polimerase viral. A utilização isolada da ribavirina no tratamento do VHC apresenta resultados limitados e transitórios, sendo preferível a sua utilização em associação com IFN, cujo efeito antiviral potencia.

■**Antivirais de ação direta :**

 Os AAD incluem várias moléculas, nomeadamente inibidores da protease NS3-4A, inibidores nucleótidos e não nucleótidos da polimerase NS5B e inibidores do complexo NS5A.

► **Inibidores da protease NS3-4A:**

Os inibidores da protease NS3-4A foram os primeiros antivíricos de ação direta a serem introduzidos como parte das estratégias de controlo do VHC. Estas moléculas têm a capacidade de se ligar de forma covalente mas reversível à serina (Ser169) do local ativo da protease NS3. Esta ligação leva à inibição da protease NS3/4A, impedindo assim a replicação e a produção de partículas virais.

► Inibidores nucleósidos da polimerase NS5B

O princípio básico é a utilização de um análogo de nucleótido que compete com o substrato natural para se ligar ao local ativo da RNA polimerase dependente de RNA. Este análogo também tem um efeito de terminação da cadeia após a incorporação no ARN recém-sintetizado, inibindo assim a replicação viral.

► Inibidores não nucleósidos da polimerase NS5B Estas moléculas inibem a

atividade enzimática ligando-se a um dos quatro locais alostéricos na superfície da enzima, levando a uma alteração na conformação da enzima. polimerase, bloqueando a sua função catalítica e, por conseguinte, a replicação do ARN

► Inibidores do complexo NS5A

Inibem tanto a replicação do ARN viral como a montagem do virião. Estas propriedades estão ligadas à sua dupla ação sobre a proteína NS5A: interação com a sua região N-terminal, levando à formação de distorções estruturais, e bloqueio da sua hiperfosforilação, necessária ao seu bom funcionamento.

■ Antivirais dirigidos ao hospedeiro

Numerosos estudos identificaram as moléculas do hospedeiro que desempenham um papel crucial na entrada ou na replicação do virião. Estes novos alvos poderiam, por conseguinte, ser considerados no tratamento da hepatite C. Trata-se, nomeadamente, do microRNA-122, dos coreceptores virais e das ciclofilinas. Infelizmente, os tratamentos para inibir estas moléculas ainda estão a ser estudados. genótipos 2 e 3. Pensa-se que o elevado nível de replicação viral do VHC é uma das principais causas de insucesso [20]. A maioria dos nossos colaboradores não está familiarizada com o tratamento da CCH, pelo que não respondeu a esta pergunta. Num estudo canadiano realizado em 2017, apenas 21% dos enfermeiros participantes não tinham conhecimento dos tratamentos antivirais de ação direta para o VHC [21].

- **Existe uma vacina contra a hepatite C?**

Atualmente, não existe uma vacina preventiva contra a hepatite C, mas alguns laboratórios estão a trabalhar em "vacinas terapêuticas" destinadas a tratar os doentes que já sofrem da doença. Os ensaios mostraram que a vacina desencadeou uma forte resposta de certos anticorpos, ditos neutralizantes, que combatem as diferentes variantes do vírus da hepatite C, informaram os investigadores na quarta-feira. "Para uma vacina preventiva, os anticorpos neutralizantes são absolutamente essenciais e seriam também uma grande vantagem para um produto terapêutico", sublinhou David Klatzmann, um dos membros da equipa [22].No nosso estudo, mais de metade da população acredita corretamente que não existe vacina contra a hepatite C, enquanto 44% acredita falsamente que existe uma vacina eficaz contra a doença.

- **Limites do estudo :**

Os nossos resultados permitem-nos ter uma ideia dos conhecimentos dos enfermeiros que trabalham no Hospital Universitário de Gabès sobre a hepatite C crónica. No entanto, salientam-se algumas limitações, uma vez que, tendo em conta que o estudo envolveu enfermeiros dos 12 serviços do hospital, a interpretação e generalização dos resultados a todas as universidades de Gabès. A interpretação e a generalização dos resultados a todas as universidades de Gabès e aos enfermeiros tunisinos devem ser objeto de uma discussão cuidada, uma vez que o nosso estudo não se dirigiu a todos os enfermeiros que trabalham em hospitais. Outra limitação do nosso estudo é a pequena dimensão da nossa amostra e a distribuição desigual de homens e mulheres na população estudada. Os dados do nosso estudo foram preenchidos pelos próprios participantes, o que pode representar um viés que é comum neste tipo de estudo. No entanto, este viés foi minimizado pela natureza anónima e confidencial do nosso estudo.

RECOMENDAÇÕES

Recomenda-se vivamente que seja desenvolvida uma vasta gama de cursos de formação para enfermeiros sobre o tema das infecções e da higiene, com o objetivo de aumentar os seus conhecimentos nesta área. É necessário mais financiamento para fornecer o equipamento médico necessário para tratar infecções como a hepatite C e para prevenir as IACS em ambientes de cuidados de saúde e a transmissão destas doenças aos profissionais de saúde. Propõe-se igualmente centrar este tipo de estudos para melhorar o estado dos conhecimentos dos enfermeiros sobre a hepatite C e para dar destaque a esta evolução.

CONCLUSÃO

A infeção pelo vírus da hepatite C (VHC) é considerada um grande problema de saúde pública a nível mundial, devido à sua frequência e gravidade, com um risco elevado de progressão para cirrose. A OMS estimou que cerca de 3% da população geral estava infetada com este vírus [2]. No entanto, esta prevalência varia entre três zonas geográficas: prevalência elevada entre 1,5% e 6%, prevalência média de 1% e prevalência baixa inferior a 0,5%. A Tunísia é um país de baixa endemicidade para a hepatite C, com uma prevalência não superior a 1% na população em geral. As principais vias de infeção pelo VHC são o consumo de drogas e a administração parentérica para fins de diagnóstico ou terapêuticos. Na maioria dos casos, a doença é completamente assintomática, sendo descoberta por acaso na presença de transaminases elevadas, durante uma dádiva de sangue, ou quando se sofre de fadiga, ou durante o rastreio; as manifestações extra-hepáticas podem por vezes ser reveladoras. Nos últimos anos, foram feitos grandes progressos no tratamento do VHC e a infeção é atualmente curável. Os programas de tratamento anteriores baseavam-se em PEG-Interferão e ribavirina, que exigiam períodos de tratamento mais longos e tinham mais efeitos secundários. Os novos tratamentos antivirais de ação direta (DAA) sem interferão demonstraram ser altamente eficazes, com menos efeitos secundários, e não existe atualmente nenhuma vacina contra a hepatite C [23]. A prevalência da hepatite C crónica e a reconhecida evolução dos cuidados e do tratamento tornam necessário melhorar os conhecimentos dos enfermeiros sobre esta doença infecciosa, uma vez que estes se encontram entre os prestadores de cuidados mais confrontados com este problema de saúde. Este contexto levou-nos a realizar um estudo descritivo junto de uma amostra de 80 enfermeiros que exercem a sua atividade em 12 serviços do Hospital Universitário de Gabès, com o objetivo de avaliar o estado dos conhecimentos dos enfermeiros sobre a hepatite C. Os nossos resultados mostram que a nossa população desconhece por vezes certos pormenores que requerem sensibilização e formação para melhorar os conhecimentos sobre esta doença.

BIBLIOGRAFIA

(1) Hepatite C - sintomas, causas, tratamento e prevenção-VIDAL. (n.d.). Acedido a 9 de junho de 2023, em https://www.vidal.fr/maladies/estomac-intestins/hepatite-c.html

(2) Reunião de Consenso da Tunísia (rns.tn)

(3) Canadá, Saúde Pública A. (2018, 4 de janeiro). Conhecimento dos prestadores de cuidados de saúde sobre a hepatite C [Educação e sensibilização]. https://www.canada.ca/fr/sante-publique/services/rapports-publications/releve-maladies- transmissibles-canada-rmtc/numero-mensuel/2018-44/numero-7-8-5-july-2018/article- 2-knowledge-hepatitis-c-health-care-providers.html

(4) Profissionais de saúde e prevenção da transmissão do vírus da hepatite C: explorando conhecimentos, atitudes e práticas baseadas em evidências em unidades de hemodiálise em Itália I BMC Infectious Diseases I Text .) Recuperado em 9 de junho de 2023, deTrabalhadores de saúde e prevenção da transmissão do vírus da hepatite C: explorando conhecimentos, atitudes e práticas baseadas em evidências em unidades de hemodiálise na Itália | BMC Infectious Diseases | Texto completo (biomedcentral.com)

(5) HEPATITE CRÓNICA C: CONHECIMENTOS E PRÁTICA DE ENFERMAGEM

LIBERAIS (levantamento e formação da rede vhc 91-77) (2003, 1 de outubro). Resumos dos congressos da ANGH. Acedido em 9 de junho de 2023 em https://angh.net/abstracts/hepatite- chronique-c-connaissances-et-pratique-des-infirmiers-liberauxenquete-et-formation-du- reseau-vhc-91-77/

(6) Avaliação dos conhecimentos, das atitudes e das práticas relativas às hepatites virais B e C em ambientes de cuidados de saúde em Marrocos . Obtido em 9 de junho de 2023, de Évaluation des connaissances, attitudes et pratiques sur les hépatites virales B et C en milieu de soins au Maroc | Cairn.info

(7) Factos importantes sobre a hepatite C. (n.d.). Acedido a 9 de junho de 2023,

em

https://www.who.int/fr/news-room/fact-sheets/detail/hepatitis-c

(8) Hepatite C - Wikipédia. (n.d.). Recuperado em 9 de junho de 2023, de
https://fr.m.wikipedia.org/wiki/H%C3%A9patite_C?fbclid=IwAR1blgaAPmtVP6
W8NgQ FUEQUfZX-xeU210Xxp-ZTxx57hkg872BslcrSDQk

(9) Modos de transmissão das hepatites virais - devsante.org. (n.d.). Acedido em
9 de junho de 2023, no endereço https://devsante.org/articles/modes-de-
transmission-des-hepatites-virales/

(10) Mise en place d'une opération de dépistage combiné VIH / VHC dans les
officines de la ville de Marseille - DUMAS - Dépôt Universitaire de Mémoires
Après Soutenance (cnrs.fr) - Acedido a 9 de junho de 2023, em Mise en place
d'une opération de dépistage combiné VIH / VHC dans les officines de la ville
de Marseille

(11) Estado do conhecimento sobre a hepatite C e a sua gestão em medicina
dentária). Acedido a 9 de junho de 2023, em https://dumas.ccsd.cnrs.fr/dumas-
01471020/document)(thsese)

(12) Roudot-Thoraval, F. (2002). Epidemiology of hepatitis C.
médecine/sciences, 18(3),Article 3. https://doi.org/10.1051/medsci/2002183315

(13) ORIENTAÇÕES DE BOAS PRÁTICAS PARA A PREVENÇÃO DE
INFECÇÕES ASSOCIADAS AOS CUIDADOS DE SAÚDE FORA DOS
ESTABELECIMENTOS DE CUIDADOS DE SAÚDE
PDF Free Download. (n.d.). Recuperado em 9 de junho de 2023, de
https://docplayer.fr/2449392-Guide-de-bonnes-pratiques-pour-la-prevention-des-
infections-liees-aux-soins-realises-en-dehors-des-etablissements-de-sante.html

(14) Acidentes de exposição ao sangue-Aes. (s. d.). URPS Infirmière Paca.
Acedido em 9 de junho de 2023, em https://www.urps-infirmiere-paca.fr/les-
bonnes-pratiques/les- accidents-dexposition-au-sang-aes/

(15) Governo do Canadá, Conselho Canadiano de Saúde e Segurança no
Trabalho. (2023, 5 de abril). CCOHS: Lavagem das Mãos: Reduzir o Risco de

Infecções Comuns.

https://www.cchst.ca/oshanswers/diseases/washing_hands.html

(16) Desinfeção e esterilização de instrumentos médicos - Conselho de Saúde. (n.d.). Recuperado em 9 de junho de 2023, de https://www.pharma-gdd.com/fr/desinfection-et- sterilisation-des-instruments-medicaux

(17) Higiene e prevenção do risco de infeção nas práticas médicas e paramédicasConsultado em 9 de junho de 2023, na Haute Autorité de Santé - Higiene e prevenção do risco de infeção nas práticas médicas e paramédicas (has-sante.fr)

(18) AES e prevenção - GERES. (n.d.). Recuperado em 9 de junho de 2023, de https://www.geres.org/aes-et-prevention/

(19) Acidentes de exposição ao sangue-Aes. (s. d.). URPS Infirmière Paca. Acedido em 9 de junho de 2023, em https://www.urps-infirmiere-paca.fr/les-bonnes-pratiques/les- accidents-dexposition-au-sang-aes/

(20) State of knowledge on hepatitis C and its management in dentistry). Acedido a 9 de junho de 2023, em https://dumas.ccsd.cnrs.fr/dumas-01471020/document)(thsese)

(21) Avaliação das necessidades educativas em matéria de hepatite C para os prestadores de cuidados de saúde canadianos (hindawi.com) .) Recuperado em 9 de junho de 2023, de Hepatitis C Educational Needs Assessment for Canadian Healthcare Providers (hindawi.com).

(22) Vacina experimental contra a hepatite C desenvolvida em França I Reuters (n.d.). Recuperado em 9 de junho de 2023, de https://www.reuters.com/article/ofrtp-hepatite-vaccin- 20110804-idFRPAE77301Z20110804

(23) Hepatite viral crónica C. Acedido a 9 de junho de 2023, em Microsoft Word - artigo38-09.doc (uca.ma)

APÊNDICE

Apêndice 1: Questionário do pessoal

I) **Características do enfermeiro participante :**

1. O serviço:

2. Idade:22-30 anos 31-40 anos41-50 anos 51-60 anos

3. Género: Masculino Feminino

4.Anos de experiência no departamento atual :

0-5 anos

6 a 10 anos

11-15 anos

16-20 anos de idade

21-30 anos de idade

30 anos para o fim

II) **conhecimentos gerais sobre a hepatite C :**

1. Participou em alguma formação anterior sobre a hepatite C? Sim

Não

2. Sabe o que é a hepatite C?

Sim Não

3. Que agente causa a hepatite C?

Vírus bactéria parasita outro

Se outro, especificar.

4. Como é que a hepatite C é transmitida?

Por sangue materno-fetal sexual outro

Se outro, especificar

5. Como é que a hepatite C é transmitida nos estabelecimentos de saúde?

Agulha Contacto do sangue com a pele saudável Contacto do sangue com a pele ferida Contacto do sangue com as membranas mucosas

6. Quais são as complicações da hepatite C?

Cirrose Fibrose Cancro Outros

Se outro, especificar

7. O que pode ser feito para prevenir a hepatite c

Vacinação Utilização única de equipamento médico

Esterilização de equipamentos médicos outros

Se outro, especificar

8. Cumprem as seguintes práticas preventivas?

Sim N ã o

Lavar as mãos Usar luvas Usar uma máscara

Vestir uma bata

Não reencapar as agulhas após a utilização

9. As mãos devem estar limpas:

A. Antes e depois de qualquer contacto com o doente e o seu ambiente

B. Antes de utilizar as luvas e depois

C. pode sempre ser substituído por fricção hidroalcoólica

D. Entre duas actividades para o mesmo doente

E. Após contacto acidental com fluidos biológicos ou objectos contaminados

10. Recomendamos o uso de luvas:

A. Se houver risco de contacto com sangue ou fluidos biológicos de origem humana

B. Em caso de risco de contacto com as membranas mucosas e a pele ferida do doente

C. Lesões cutâneas nas mãos do pessoal

D. O mesmo par de luvas pode ser utilizado para o tratamento completo do mesmo doente.

E. As luvas não sujas não podem ser mudadas entre doentes

11. O sobretudo:

A. Indicado quando existe o risco de salpicos de um produto biológico de origem humana.

B. Deve ser usado imediatamente antes do gesto e retirado imediatamente no final da sequência. cuidado

C. É alterado entre dois doentes

D. Deve ser usado por todos os doentes em isolamento, qualquer que seja a sua doença

12. A máscara é recomendada em caso de :

A. Risco de projeção ou de aerossolização de sangue ou de produtos de origem humana

B. Suspeita de tuberculose linfonodal durante o tratamento do doente

C. Em caso de imunossupressão, a menos que o doente esteja a usar uma máscara

III) **Avaliação das atitudes e práticas em relação ao risco de hepatite :**

Faça um círculo à volta da(s) resposta(s) correcta(s)

1. Que produtos contaminantes manuseia?

*Linho manchado de sangue

*Fluidos de punção

*Resíduos da colheita de amostras genitais

*Produtos de biópsia

2. que equipamento médico contaminante manuseia?

*Agulhas ocas

* bisturis

*Agulhas sólidas

*atletas

3. Alguma vez o fizeste?

*Dobrar as agulhas

*Recapitular as agulhas

4. Proteção e prevenção :

Assinale a resposta correcta

4.1. Usa equipamento de proteção individual no trabalho?

	Sempre	Frequentemente	Raramente	Nunca
Blusas				
Capacetes				
Palas de lama				
Luvas				

4.2. Desinfecta as suas mãos com?

	Sempre	Frequentemente	Raramente	Nunca
Sabão ou lixívia a 12° diluídos 1:10				
Álcool a 70° ou outro anti-sético				

4.3. Desinfecta o equipamento? O que é que utilizam?

	Sempre	Frequentemente	Raramente	Nunca	
Calor					
Sabão					
Lixívia					

4.4. Desinfecta o local de trabalho? Com que frequência?

Produto utilizado:

Frequência:vezes/dia.vezes/semana vezes/mês

4.5. Conhece as precauções universais em matéria de AAE? Sim Não

4.6. Quais das seguintes medidas lhe parecem ser precauções universais?

- Não recapitular as agulhas

- Retirar as agulhas à mão após a utilização

- Eliminar imediatamente o material cortante em contentores de segurança após a sua utilização.

- Usar luvas se houver risco de contacto com sangue, fluidos biológicos ou equipamento sujo
- Não trabalhar no serviço se tiver lesões cutâneas na mão

- Lavar as mãos antes e depois de cada tratamento

- Descontaminar as superfícies ou objectos sujos apenas com água

4.7. Que sugestões tem para melhorar os conhecimentos sobre os EACS e a sua prevenção?

4.8. Existe algum tratamento médico disponível para a hepatite C aguda? Sim NãoEm caso afirmativo, que tratamento?

4.9. Existe uma vacina disponível contra a hepatite C aguda? Sim Não

Obrigado pela vossa participação

RESUMO

Título: *Avaliação dos conhecimentos dos enfermeiros sobre a hepatite C crónica: epidemiologia, modos de transmissão, tratamentos e medidas preventivas*

Introdução: *A hepatite C é uma infeção crónica do fígado causada por um vírus que é transmitido principalmente pelo sangue. Hoje em dia, dado o número crescente de casos de hepatite C crónica, estas infecções tornaram-se um motivo de preocupação.* **Objectivos: Avaliar** *e reforçar os conhecimentos dos enfermeiros sobre as infecções por VHC e ajudar a melhorar a gestão dos doentes com hepatite C crónica e a reduzir a sua epidemiologia.*

Material e métodos*: Trata-se de um estudo descritivo dirigido aos enfermeiros que trabalham no Hospital Universitário de Gabès em 12 serviços: cirurgia feminina*
O nosso estudo incidiu sobre uma população de oitenta enfermeiros que trabalham em medicina geral, pneumologia, cardiologia, cuidados intensivos, diálise, doenças infecciosas, maternidade, urgência, ginecologia, pediatria e cirurgia masculina, através de um questionário. O nosso estudo incidiu sobre uma população de oitenta enfermeiros. O inquérito foi realizado em fevereiro e março de 2023.

Resultados: O *nosso inquérito incluiu uma amostra de 80 enfermeiros que trabalham no Hospital Universitário de Gabès, com um rácio de sexo de 0,56, com predominância de mulheres (63%). Metade da população (52%) não tinha formação prévia em hepatite C. No que diz respeito aos conhecimentos gerais, a maioria dos enfermeiros referiu corretamente que o agente responsável pelo VHC é um vírus. No que respeita às práticas preventivas, os nossos resultados mostram que a maioria dos enfermeiros respeita a lavagem das mãos (86%), o uso de luvas (82%), o uso de máscaras (66%) e a não colocação de tampas nas* *agulhas após a sua utilização (86%). No entanto, a maioria da população (61%) não estava familiarizada com o tratamento médico da hepatite C.*

***Conclusão:** A infeção pelo VHC é considerada um importante problema de saúde pública a nível mundial, devido à sua frequência e gravidade, associada ao elevado risco de progressão para cirrose e cancro. No final do nosso estudo, podemos confirmar que*

A população estudada revela um desconhecimento de certos pormenores, o que exige uma sensibilização e uma formação para melhorar o conhecimento desta doença e, por conseguinte, melhorar os cuidados.

***Palavras-chave:** Hepatite C, conhecimentos, enfermeiros, epidemiologia, modos de transmissão, tratamentos, medidas preventivas*

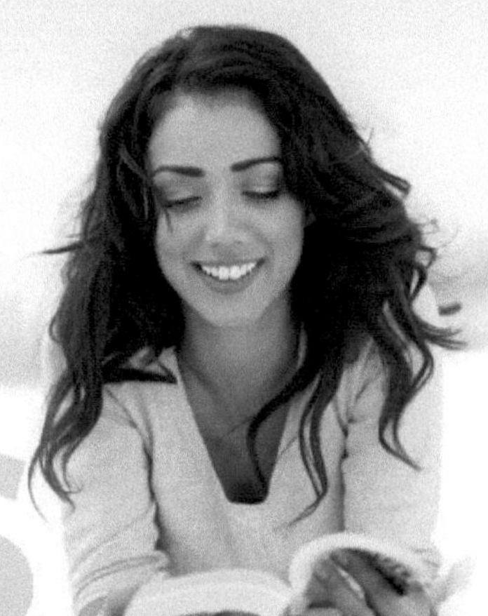

yes
I want morebooks!

Buy your books fast and straightforward online - at one of world's fastest growing online book stores! Environmentally sound due to Print-on-Demand technologies.

Buy your books online at
www.morebooks.shop

Compre os seus livros mais rápido e diretamente na internet, em uma das livrarias on-line com o maior crescimento no mundo! Produção que protege o meio ambiente através das tecnologias de impressão sob demanda.

Compre os seus livros on-line em
www.morebooks.shop

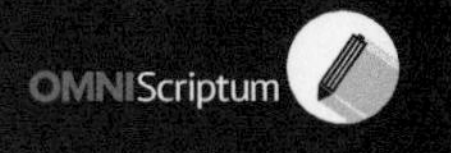

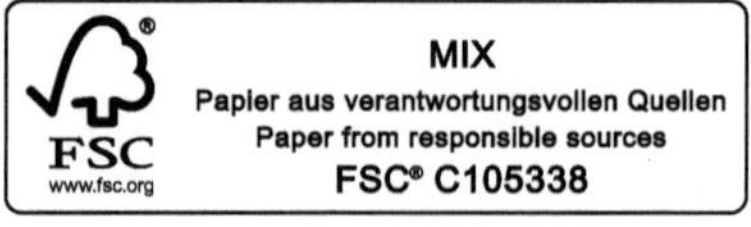

Printed by Books on Demand GmbH, Norderstedt / Germany